Psilocybin-Pilze

Neue Arten, ihre Entdeckung und Anwendung

Jochen Gartz

Psilocybin-Pilze

Neue Arten, ihre Entdeckung und Anwendung

NACHTSCHATTEN VERLAG

Jochen Gartz
Psilocybin-Pilze – Neue Arten, ihre Entdeckung und Anwendung

Nachtschatten Verlag AG
Kronengasse 11
CH-4500 Solothurn
Tel: 0041 32 621 89 49
Fax: 0041 32 621 89 47
info@nachtschatten.ch
www.nachtschatten.ch

Gesamtredaktion und Lektorat: Markus Berger, Felsberg (D)
Korrektorat: Inga Streblow, Salento (I)
Umschlaggestaltung: Sven Sannwald, Lüterkofen (CH)
Layout: Nina Seiler, Zürich
Druck: Druckerei & Verlag Steinmeier, Deiningen
Printed in Germany

ISBN: 978-3-03788-568-0

Zur Erinnerung an meinen Freund
Gerhard Drewitz (1921–2001)
Mykologe

Inhalt

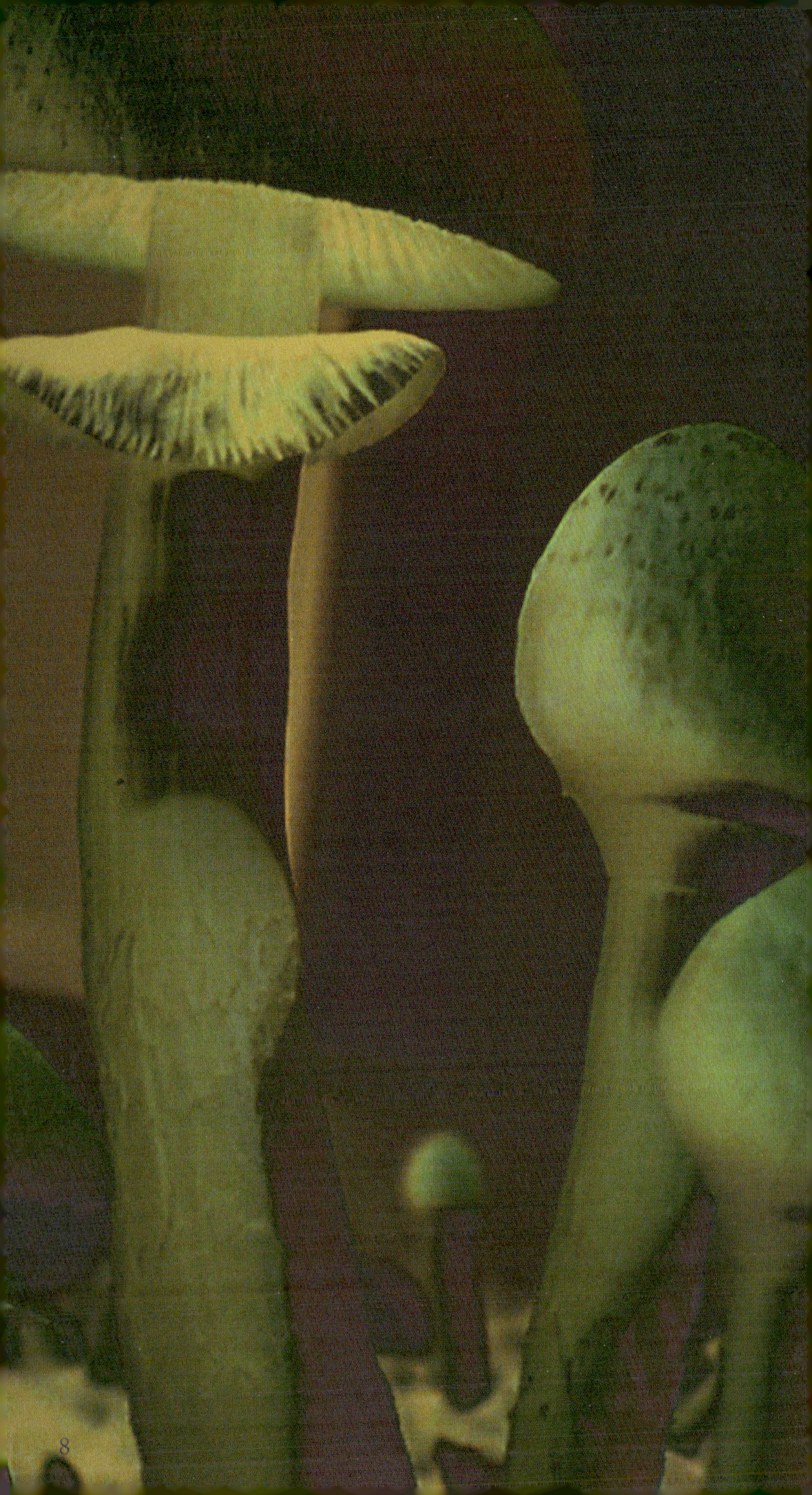

Einleitung

Vor über 60 Jahren entdeckte der Banker und Ethnopharmakologe R. Gordon Wasson (1898–1986) zusammen mit seiner Frau Valentina Pawlowna (1901–1958) einen uralten **Pilzkult** in Oaxaca, Mexiko, der in der ländlichen Region immer noch praktiziert wurde (1, 2). Der weltbekannte französische Mykologe Roger Heim (1900–1979) ordnete die neuen **psychoaktiven Arten** in die Gattung *Psilocybe* (Kahlkopf) ein (3). Diese sechs Pilzarten enthielten als heute noch wichtigste Spezies aus dieser Region die *Psilocybe mexicana* HEIM sowie die weltweit in den feuchten Tropen verbreitete *Psilocybe cubensis* (EARLE) SINGER, die beide heute besonders durch ihre leichte Kultivierung Bedeutung erhalten haben (1, 4).

Der überragende Naturstoffchemiker Albert Hofmann (1906–2008) publizierte im Januar 1958 über die Isolierung, Strukturanalyse und schließlich die rein chemische Synthese der Pilzwirkstoffe **Psilocin** und **Psilocybin**, die als relativ einfach strukturierte Indolalkaloide erkannt wurden (5, 6) (Abb. 1).

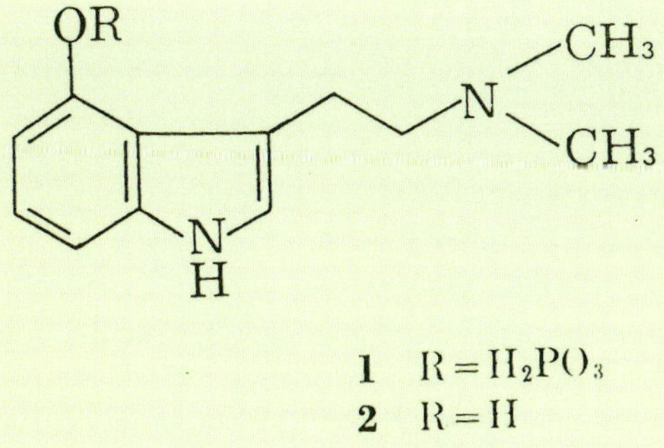

Abb. 1: Psilocybin (1) und Psilocin (2)

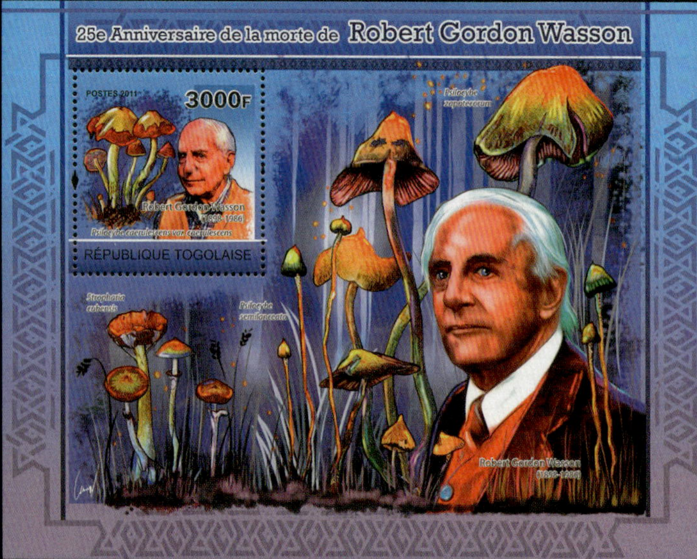

Abb. 2: Eine gute Darstellung der mexikanischen Erforschung durch Wasson auf afrikanischen (!) Briefmarken.

Die subtropischen mexikanischen Arten enthalten vergleichsweise geringe Mengen an Psilocybin (0,2% bis 0,6 % in der Trockenmasse), während die instabile phenolische Verbindung Psilocin meist das Nebenalkaloid darstellt (5, 6) (Abb. 2, 3, 4). Diese Pilzarten zeigen typischerweise eine blaue Verfärbung der Pilze nach Verletzung und spontan im Alter, besonders bei feuchtem Wetter (1–3, 5, 6). Aus unbekannten Gründen zeigen einige Arten selbst von einem Standort unterschiedlich ausgeprägte Verfärbungen (1–3).

Psilocybe cubensis hat Stiele, die sich sehr intensiv blau verfärben, während sich die Hüte bei Druck durch die Stabilität der Haut nicht verfärben, dagegen sehr wohl das weiße Fleisch nach dem Aufbrechen der Pilze. Schließlich beobachtete die Arbeitsgruppe um Albert Hofmann erstmalig 1958, dass sich Lösungen von reinem Psilocin **blaugrün verfärben,** besonders im alkalischen Bereich und durch Sauerstoffeinwirkung (6). Diese Ergebnisse zeigen, dass die Blauverfärbung der psychoaktiven Pilze aus der oxydativen Zerstörung der Inhaltsstoffe resultiert.

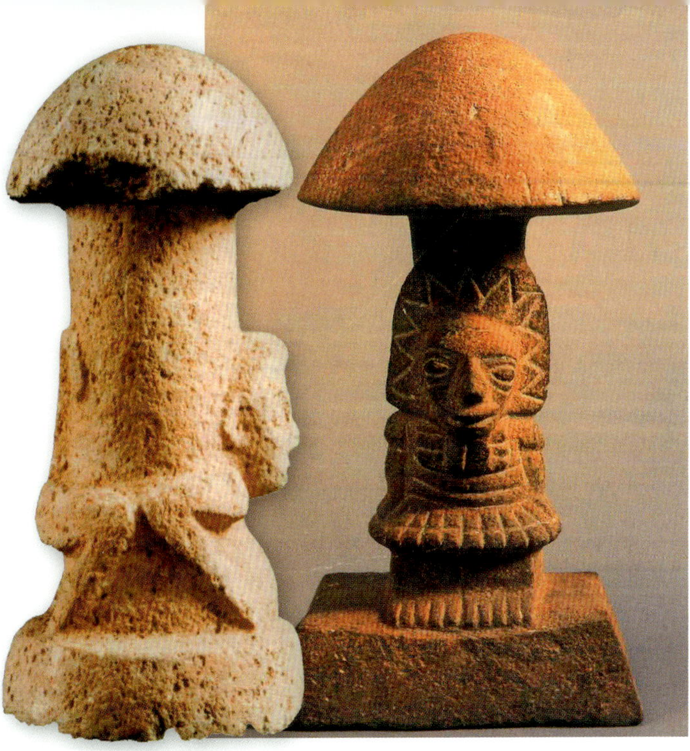

Abb. 3: Vorgeschichtlicher Pilzstein

Abb. 4: Pilzstein (etwa 1500 Jahre alt)

Ab 1960 bewiesen verschiedene Autoren in biochemischen Studien von Psilocybin und Psilocin (in-vitro), dass nur die letztere Substanz instabile blaue Zersetzungsprodukte bildet (7, 8).

Die **Phosphatgruppe** des Psilocybins verhindert die direkte Oxydation dieses Alkaloids. Jedoch tritt die typische Verfärbung ein, wenn **Enzyme (Phosphatasen)** diese Schutzgruppe abspalten: Diese Enzyme werden sehr häufig in verschiedenen Organismen gebildet, auch in Pilzen und im menschlichen Gewebe (7, 8). Diese Reaktion bedeutet praktisch, dass nur Psilocin das eigentliche psychoaktive Agenz der Pilze nach der schnellen Ablösung der Phosphatgruppe vom Psilocybin darstellt. So konnte auch im menschlichen Körper die schnelle Bildung des Alkaloids nachgewiesen werden (1, 2, 6).

Nach den klassischen mexikanischen Untersuchungen wurden die Wirkstoffe Psilocybin und Psilocin zunehmend in anderen Psilocybe-Arten in Süd- und Nordamerika, in Asien und Europa nachgewiesen, auch in kleinen Arten, die schon lange bekannt waren (1, 2, 3).

Es ist bis heute sicher nachgewiesen worden, dass es weitere psychoaktive Arten mit diesen Inhaltsstoffen gibt, die in den

Gattungen *Pluteus, Panaeolus, Conocybe, Inocybe, Gymnopilus* und einer Art von *Galerina* vorkommen. Diese Gattungen sind oft kaum noch mit der Gattung *Psilocybe* näher verwandt (1,2, 9–12).

Als Teil meiner analytischen Arbeit, die sich mit der Identifizierung von neuen Naturstoffen beschäftigte, hatte ich das Glück, teilweise unter Zuziehung anderer Fachkollegen, die psychoaktiven Arten seit 1983 in den verschiedenen Gattungen umfassend bearbeiten zu können. Dabei konnten wir seit 1990 auch Feldforschung in Südafrika und Nordamerika betreiben, die zur Entdeckung neuer Pilzarten führten.

Ich denke, dass nun die Zeit gekommen ist, die Erkenntnisse der Erforschung dieser Arten mit ihren psychoaktiven Inhaltsstoffen umfassend darzustellen und Perspektiven der Forschung aufzuzeigen.

Psilocybin-Pilze

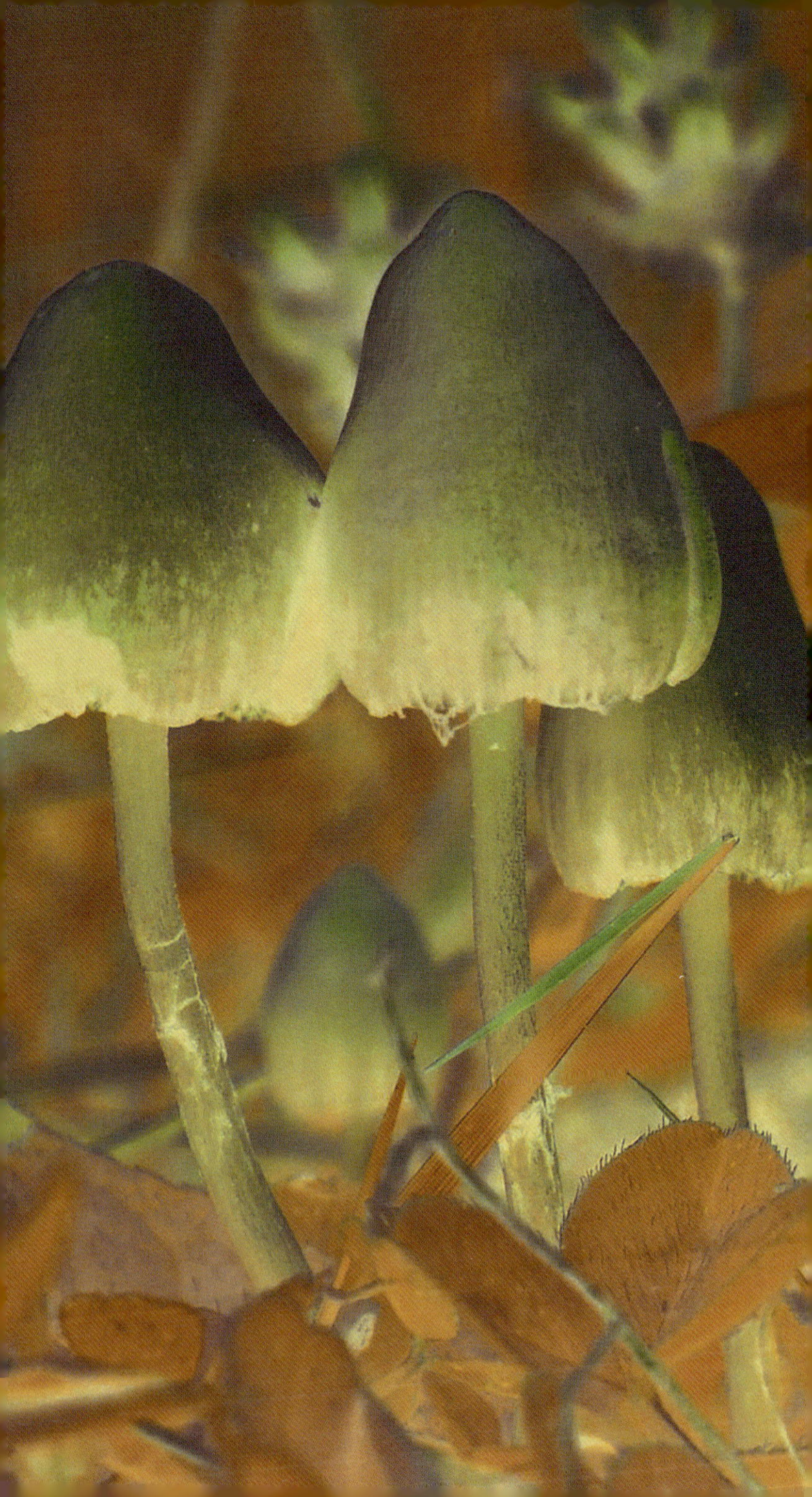

Die Gattung Psilocybe

Arten auf Rasen

Psilocybe semilanceata

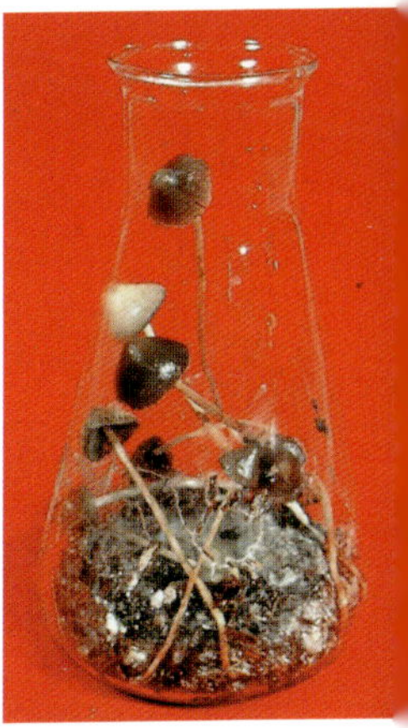

Abb. 5: *Psilocybe semilanceata* auf Kompost in der eigenen Forschung (1985)

Psilocybe semilanceata (FR.) KUMMER ist eine Pilzart, die *Psilocybe mexicana* äußerlich ähnelt. Beide Arten wachsen auf gedüngtem Rasen und Weiden, jedoch nie direkt auf frischem Dung. Es scheint, dass *Psilocybe semilanceata* die **meistverbreitete** psychoaktive Pilzart in der Welt ist (1–3, 13, 21). In Europa konnte sie in allen Ländern nachgewiesen werden – von den Küstenregionen bis in Gebirgshöhen über 2000 Meter (1–3). Die Art zeigt keine Vorliebe für bestimmte Höhenlagen, bevorzugt aber feuchte Biotope, die durch zeitlich limitierte Sonnenbestrahlung erwärmt werden. Die dichten Gräser wirken so wie natürliche kleine Treibhäuser.

Psilocybe semilanceata hat sich in den letzten Jahrzehnten offensichtlich nicht ausgebreitet. Die Beschreibungen der Verbreitung mit Wachstum hauptsächlich vom September bis November, in der älteren Literatur seit über 200 Jahren zu finden, sind vergleichbar mit den heutigen Beobachtungen.

In den frühen mykologischen Werken wird *Psilocybe semilanceata* als »wertlos« beschrieben, was durch die Kenntnis des Psilocybins in den Pilzen seit 1963 eher amüsant wirkt. Heute hat sich *Psilocybe semilanceata* klar als die natürlich vorkommende, psychoaktive Art in Europa etabliert (1). Dies könnte sich in Zukunft aber durch die zunehmende Verbreitung der Holzbewohner ändern (vgl. die folgenden Kapitel).

Es wurde in verschiedenen Untersuchungen nachgewiesen, dass bei der kombinierten Analyse verschiedener Fruchtkörper ein durchschnittlicher Gehalt von 1% Psilocybin in den Trockenmassen bestimmt wurde, unabhängig vom Land und dem Substrat (1, 9, 12, 18, 21) (Tabelle 1) (Abb. 5).

Die Pilzart enthält vergleichsweise hohe Konzentrationen an Psilocybin und auch viel Baeocystin (14, 16, 19), das als Abkömmling des Psilocybins nur eine Methylgruppe im Molekül enthält (Abb. 6). Dagegen ist das instabile Psilocin höchstens in Spuren bei einigen Pilzen nachweisbar.

REPKE et al. beschrieben schon früh das weitverbreitete Vorkommen von **Baeocystin** in psychoaktiven Pilzarten (15). So kann man davon ausgehen, dass die Substanz eine unmittelbare Vorstufe in der Biosynthese des Psilocybins darstellt, auch bedingt durch den Fakt, dass nur eine weitere Methylgruppe zum Molekül enzymatisch hinzugefügt werden muss. Baeocystin ist ebenfalls eine psychoaktive Substanz (9).

Im Labor unter kontrollierten Bedingungen gewachsene *Psilocybe semilanceata* (Abb. 5) enthielten ebenfalls kein Psilocin. Die Mengen an Psilocybin und Baeocystin variierten von einer Fruktifikationswelle zur nächsten, lagen aber auch in der gleichen Größenordnung wie bei den natürlich gewachsenen Pilzen (Tabelle 3).

Die **hohen Konzentrationen an Psilocybin** machen *Psilocybe semilanceata* zu einer der stärksten psychoaktiven Arten und gleichzeitig zu einer mit weitgehend konstanten Alkaloidmengen, im Vergleich zu den mexikanischen und anderen Spezies.

Psilocybe semilanceata blaut nur in einigen Fruchtkörpern bei Nässe, z.B. einige Minuten nach Druck auf die Stiele, seltener erscheinen bläuliche Flecke bei sehr alten Fruchtkörpern (1).

Die **Phosphatgruppe im Baeocystin** verhindert ebenfalls eine direkte Oxydation. Jedoch tritt das typisch blaue Phänomen ebenfalls auf, wenn eine enzymatische Reaktion die Phosphatgruppe ähnlich wie beim Psilocybin abspaltet.

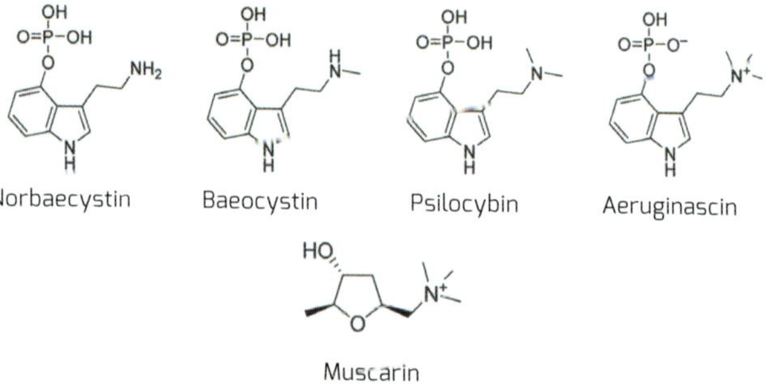

Abb. 6: Aeruginascin und weitere Abkömmlinge des Psilocybins sowie das Pilzgift Muscarin

In trockenen Pilzen der *Psilocybe semilanceata* erscheint Psilocybin bemerkenswert lagerungsbeständig. Eine Probe trockener Pilze in einem finnischen Herbarium von 1869 enthielt immer noch 0,014 % an Psilocybin, wie 1984 ermittelt wurde (20).

Psilocybe samuiensis

Psilocybe samuiensis GUZMAN BANDALA & ALLEN wurde 1991 als neue Art auf der Insel **Koh Samui** in Thailand gefunden und mykologisch definiert (1, 2, 22). Diese tropische Pilzart wurde Anfang August gefunden und erwies sich später als weit verbreitet auf gut gedüngten Böden wie Weiden und in Reisfeldern, jedoch niemals direkt auf frischem Dung. *Psilocybe samuiensis* ist makroskopisch ähnlich der *Psilocybe semilanceata* und der *Psilocybe mexicana* (Abb. 7).

In den eigenen, erstmaligen Untersuchungen wurden 15 der natürlich vorkommenden Pilze analysiert (22) (Tabelle 4). Hohe Konzentrationen an **Psilocybin** (bis zu 0,90 % in der Trockenmasse) wurden nachgewiesen, zusammen mit signifikanten Mengen an **Psilocin** in einigen Pilzen (0,05–0,81 %). Baeocystin als Vorstufe des Psilocybins wurde ebenfalls in jedem Pilz nachgewiesen (0,01–0,05 %); jedoch in weit geringerer Konzentration als das Hauptalkaloid (22). Diese Resultate differieren signifikant von den hohen Konzentrationen an Baeocystin in den Pilzen der *Psilocybe semilanceata*, die auch höchstens Spuren von Psilocin enthält.

Psilocybe samuiensis blaut viel stärker und schneller als *Psilocybe semilanceata*. Jeder feuchte Pilz verfärbt sich innerhalb von 5 Minuten nach Druck auf die Stiele.

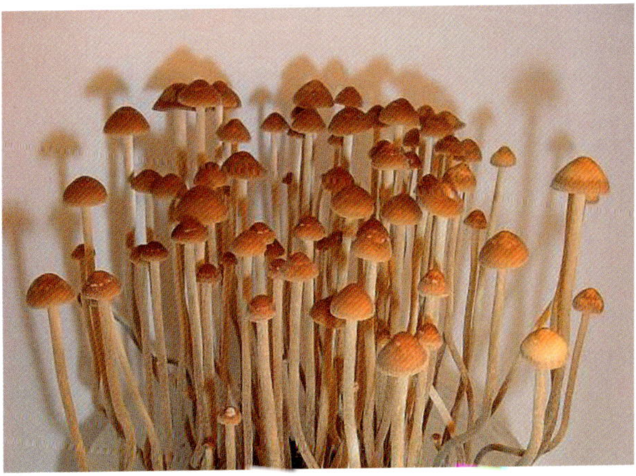

Abb. 7: *Psilocybe samuiensis* in eigenen Untersuchungen (1992)

Von den **Sporen** der getrockneten Hüte wurden auf Nährböden aus Agar und Malzextrakt **Myzelien** isoliert. Diese blauten nicht, enthielten aber 0,24 % bis 0,32 % Psilocybin nach einem Wachstum von drei Myzelien über vier Wochen (22). Es ist interessant, dass die Myzelien keine weiteren Indolverbindungen wie Psilocin oder Baeocystin enthielten. Es erwies sich, dass diese Myzelien beim Wachstum auf einer Mischung aus Roggen, Pferdedung und Wasser (2:1:2) gut fruktifizieren und nach einer Zeit von vier bis 16 Wochen insgesamt vier Pilzwellen bilden (22) (Abb. 7).

Die gezüchteten Pilze enthielten ähnliche Konzentrationen an Psilocybin, Baeocystin und Psilocin wie die natürlichen Fruchtkörper und damit bedeutend mehr Alkaloide als die Ausgangsmyzelien (Tabelle 4).

Psilocybe natalensis

Bei einer mykologischen Exkursion im Januar/Februar 1994 fanden wir in Südafrika in der Provinz **Natal** in 1500 Metern Höhe bei über 30 Grad Celsius eine neue *Psilocybe*-Art, die blau verfärbte, besonders bei Druck auf die Stielbasis. Nach etwa fünf bis zehn Minuten entwickelte sich langsam eine blaugrüne Färbung (1, 23).

Die am 22. Januar und später gefundene Art wuchs auf einer alten Weide, die das historische Monument O'Neil's Cottage umschloss und vom Eigentümer vorher mit Ammoniumnitrat und Kalk gedüngt worden war. Daraufhin war das Gras sattgrün gefärbt – und darin standen die stattlichen Pilze. Eine Besonderheit in der Gattung *Psilocybe* zeigte sich bei den Pilzhüten. Diese weißlichen Hüte blieben farblich bei Nässe unverändert. Viele Arten wie *Psilocybe semilanceata* oder die weiter unten dargestellten Holzbewohner sind in der Nässe tiefbraun gefärbt und trocknen langsam nach weißlich bis gelb ab (hygrophanes Verhalten) (1, 2).

Psilocybe natalensis Gartz, Reid, Smith & Eicker ist die erste einheimische psychoaktive Pilzart in **Südafrika**, vor etwa 120 Jahren wurde nur einmal ein Fund einer anderen Pilzart an der Küste beschrieben: nämlich von *Psilocybe semilanceata*.

Sicher kommt *Psilocybe natalensis* weitaus häufiger vor, es gibt aber kaum Mykologen für die Feldforschung in diesem großen Land. Ursprünglich hatte ich die Hoffnung, in Südafrika an der Küste auf den riesigen historischen Ablagerungen von Zuckerrohrabfällen die psychoaktiven Pilzarten Mexikos zu finden. Diese wachsen in Mexiko unter identischen Bedingungen und ähnlichen Klimabedingungen (1, 2, 3). Leider war es gerade zur

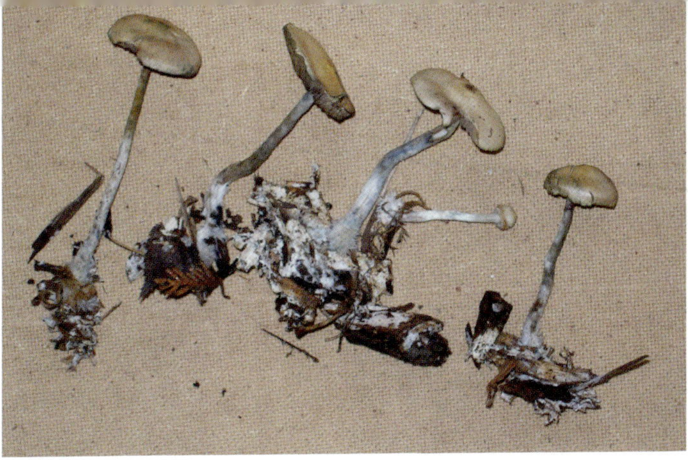

Abb. 8: *Psilocybe natalensis* aus der Kultivierung auf Rohhumus (1995)

Forschungszeit so trocken, dass kein Pilz irgendeiner Gattung gefunden werden konnte. Die Forschung auf diesen Zuckerrohrresten steht bis heute immer noch aus und wäre eine sehr gute Fundgrube, gerade auch im Rahmen von Arbeiten in einer Dissertation.

Psilocybe natalensis wächst im gedüngten Gras, aber niemals direkt auf Dung. Es war sehr überraschend, dass in der eigenen Forschung die Art auf autoklaviertem Rohhumus aus pflanzlichen Abfällen gut und schnell wuchs und Fruchtkörper nach mehreren Wochen gebildet wurden (Abb. 8).

Die **Sporen** der Hüte von *Psilocybe natalensis* keimten leicht auf Malzagar (1–6 %). Das weiße, linear wachsende Myzel blaute ebenfalls bei Druck und wuchs schnell auf Agar und feuchten, sterilisierten Getreidekörnern (Weizen, Reis, Roggen, Weizen oder Hirse) (23). Diese durchwachsenen Körner dienten dann zur Beimpfung des Rohhumuses.

Die **Myzelien** vom Agar enthielten Psilocybin in Mengen von 0,13 % bis 0,28 %, bezogen auf die Trockenmassen, wobei vier verschiedene Ansätze bei einer Wachstumszeit von vier Wochen untersucht wurden. Im Gegensatz zu den Resultaten der Analyse der Myzelien wurden in jedem natürlich und kultiviert gewachsenen Pilz Psilocybin, Psilocin und Baeocystin nachgewiesen (24) (Tabelle 5). Psilocybin wurde in den Pilzen nur von geringen Mengen Baeocystin begleitet. Damit sind die Alkaloidkonzentrationen in *Psilocybe natalensis* sehr ähnlich denen der viel kleineren Art *Psilocybe samuiensis* aus Thailand.

Die Ureinwohner des Stammes Zulu, die nah bei O'Neil's Cottage leben, kennen die psychoaktiven Pilze nicht und essen keinerlei Pilze, sind also im Sinne der Wassons ausgesprochen »mykophob« (23).

Arten auf Holzresten

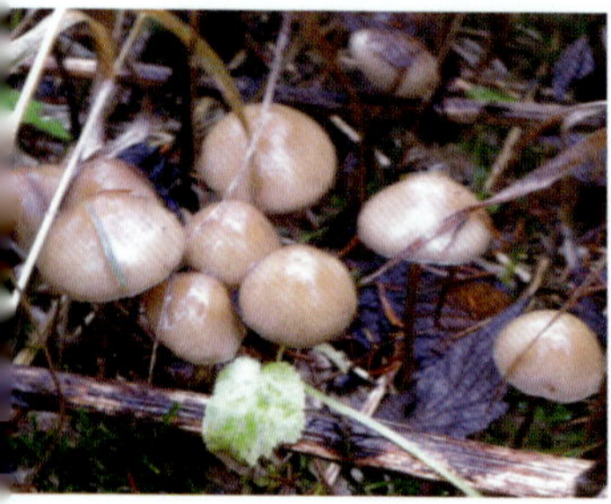

Abb. 9: *Psilocybe bohemica* auf einem verrotteten Holzstamm

Psilocybe bohemica

Mit der Entdeckung blauverfärbender Blätterpilze in der heutigen tschechischen Republik beginnt die Erforschung **psychoaktiver Arten auf Holzresten** in Europa. J. Kubicka entdeckte am 6. und 13. Dezember 1942 im Tal des Kresicky-Baches nahe dem Dorf Poricko v Posavi in der Gegend von Sazava einige solche Exemplare. Sie wuchsen in großer Anzahl auf Pflanzenresten. 1950 ordnete der Arzt und Mykologe J. Herink die Pilze in die Gattung *Psilocybe* ein und beschrieb sie im Detail. Schließlich benannte S. Sebek 1980 die Pilze als neue Art *Psilocybe bohemica* SEBEK (1, 25).

Ich hatte die Möglichkeit, mit J. Herink und anderen führenden tschechoslowakischen Mykologen an der Originalfundstelle im November 1986 vergleichend zu forschen. Auf einer Länge von drei Kilometern wuchsen die Pilze beiderseitig des Baches auf Holzresten von *Carpinus, Alnus, Salix* sowie auf Rohhumus als auch auf zersetzten Tannenzapfen. Aber auch inmitten von Brennesseln fruktifizierten sie eindrucksvoll auf deren Resten. Verschiedene Pilze hatten Stiele bis 15 cm mit einem Durchmesser der Hüte von 5 cm (Abb. 9). Die Pilzart ist sehr wasserliebend, wächst vom späten September bis Januar mit Peak im November, wobei kurze Fröste über Nacht die Pilzbildung maximal fördern (1,2, 12, 26).

1982 wurden bereits 51 Standorte der *Psilocybe bohemica* dokumentiert, die in Höhenlagen von 200 bis 700 m wuchsen (1). Später konnten auch Lokalitäten über 900 Metern gefunden werden. Limitierend scheint nur die Notwendigkeit des Vorkommens von Holzresten zu sein. Vereinzelt hat es die Art schon über die Mittelgebirge nach Deutschland geschafft (Abb. 10).

Die bei Nässe braun gefärbten Hüte trocknen eindrucksvoll nach weißlich ab, wobei hier meist schon blaue Flecke bei Druck oder auch spontan auftreten. Junge und trockenere Pilze blauen bei Druck sehr schnell an den Stielen, alte Pilze sind am Standort oft großflächig blau gefärbt. Der Geruch wird verschieden wahrgenommen; manche erinnert das Aroma an Rettich, andere eher

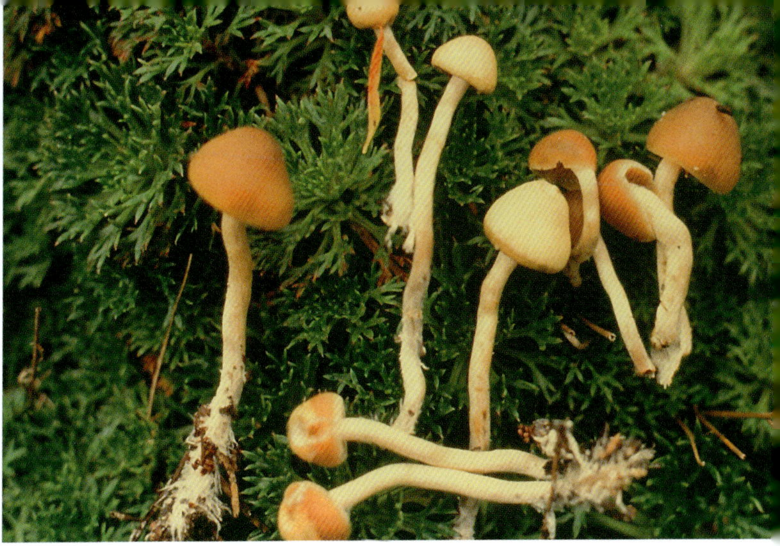

Abb. 10: *Psilocybe bohemica* mit hygrophan verfärbten Hüten aus Deutschland

an Mohn. Es ist bemerkenswert, dass die Pilzart mehrere Jahrzehnte an den gleichen Standorten fruktifizieren kann. Jedes Jahr fallen neue Holzreste an, die dann besiedelt werden.

Merkwürdig und noch unerklärlich erscheint, dass die Pilze oft keine oder aber sehr spät purpurfarbene Sporen auf den Lamellen bilden. Trotz der beobachteten Expansion in neue Gebiete ist dadurch die Möglichkeit erschwert, an andere, potenzielle Standorte zu gelangen. Allerdings sind nur zwei Sporen nötig, um nach Verschmelzung zum dikaryotischen Myzel ein neues Substrat zu besiedeln.

Eigene analytische Studien zum Alkaloidgehalt zeigten variable Mengen in verschiedenen Pilzen, die von der Lokalität bei Sazava stammten (1, 12, 26, 28, 29) (Tabelle 6). Es wurde gefunden, dass die Hüte generell mehr Psilocybin und Baeocystin als die Stiele enthalten. Die Pilze enthalten sehr geringe Mengen an Baeocystin. Im Gegensatz zur starken Blauverfärbung kommt Psilocin nur in Spuren oder meist gar nicht in *Psilocybe bohemica* vor.

Die **In-vitro-Versuche zur blauen Zersetzung** erklären, warum die Pilze trotz des fehlenden Psilocins so verfärben können. Offensichtlich bewirkt eine schnelle enzymatische Abfolge von Reaktionen dieses Verhalten. Unmittelbar nach der Abspaltung der Phosphatgruppierung des Psilocybins reagiert das Psilocin weiter komplett zu den blauen instabilen Produkten. Diese gehören zum Strukturtyp der Chinone, wobei viele Farbstoffe diese Grundstruktur aufweisen.

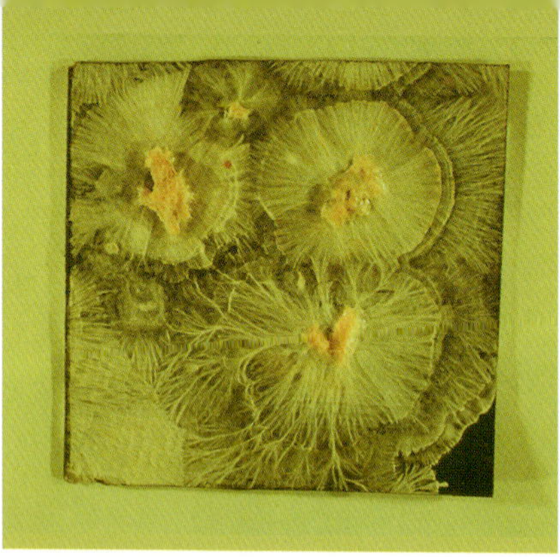

Abb. 11: Myzel von *Psilocybe bohemica* auf feuchter Pappe (eigene Forschung, 1987)

Die Mengen an Psilocybin in sechs verschiedenen **Myzelien**, die aus Sporen auf Agar (6% Malzanteil) über vier Wochen gezüchtet wurden, lagen im Bereich von 0,15 bis 0,21% in den Trockenmassen. Diese Alkaloidkonzentrationen ohne weitere Beisubstanzen wie Psilocin und Baocystin waren geringer als in den Pilzen. Jedoch blauten die weißen Myzelien bei Druck zuverlässig und verfärbten sich auch spontan im Alter wie die alten Pilze am Standort.

Bei Überimpfung der Myzelien vom Malzagar auf eine sterilisierte Mischung aus Reis und Wasser bildete diese ohne Deckschicht nach zwölf Wochen Pilze, aber nur, wenn das Myzel nach dieser Zeit drei Tage bei vier Grad Celsius abgekühlt wurde (1, 26).

Diese Beobachtung steht im Einklang mit dem Wachstum der Pilze im späten Herbst bis zum frühen Winter. Keine Pilzbildung wurde bei 26 Reiskulturen beobachtet, die nicht abgekühlt wurden (26). Die Pilzart benötigt auch diffuses Tageslicht zur Fruktifikation, was aber natürlich immer an den natürlichen Standorten vorhanden ist. Die Myzelien wachsen auf verschiedenen Pflanzenresten und besiedeln auch solche (ebenfalls pflanzliche) Reste wie Zeitungspapier oder nasse Pappe, wo sie dicke Rhizomorphen wie in der Natur bilden (Abb. 11) (26).

Rhizomorphen können durch ihren Durchmesser gut Wasser und Nährstoffe transportieren und dienen durch ihr schnelles Wachstum auch zur Ausbreitung der Art auf unmittelbare Nachbarflächen.

Bemerkenswert ist, dass auch die hier weiter besprochenen *Psilocybe*-Arten Rhizomorphen ausbilden, die auf Papiersubstraten wachsen. Die linearen Myzelien bei *Psilocybe bohemica* verströmen aber mit ihren klaren Bildern vergleichsweise den höchsten ästhetischen Eindruck.

Psilocybe cyanescens

Aus heutiger Kenntnis gibt es in Europa neben *Psilocybe semilanceata* und *Psilocybe bohemica* noch drei weitere psychoaktive Psilocybe-Arten, die auch auf Holzresten vorkommen. Wir haben diese Pilze im Detail studiert. Im Herbst 1946 beschrieb die englische Mykologin E. Wakefield neue, stark blauende Pilze mit der reichlichen und frühen Bildung von dunkelvioletten Sporen auf den Lamellen. Diese Blätterpilze benannte sie dann *Psilocybe cyanescens* WAKEFIELD (1, 3, 32). Die Pilze wuchsen im Herbst über mehrere Jahre auf Holzresten in den mehr waldigen Abschnitten der berühmten **Kew Gardens.**

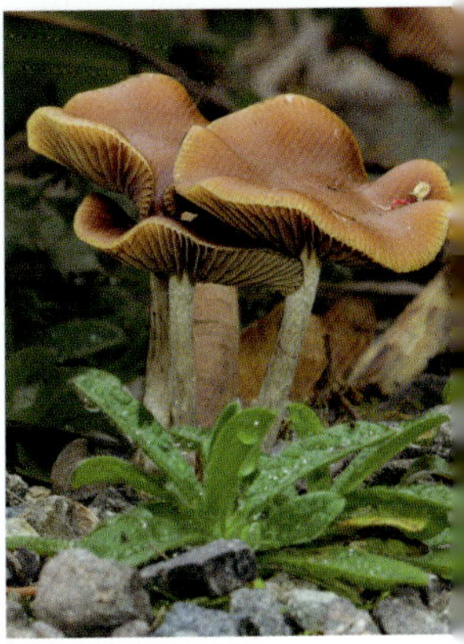

Abb. 12: *Psilocybe cyanescens*

Neue Pilze aus botanischen Gärten sind immer verdächtig, dass sie mit Pflanzenmaterial aus anderen Ländern oder sogar aus weit entfernten Gebieten eingeschleppt wurden. Es besteht ja ein weltweiter Austausch an Pflanzenarten und so sind widerstandsfähige Sporen in Erde oder auf den Pflanzen sehr wahrscheinlich. Aus zuerst lokalem Wachstum kann rasch eine irreversible Ausbreitung über ganze Länder erfolgen, wenn genügend Substrat bei ähnlichen klimatischen Bedingungen im Vergleich zu den Ausgangsländern vorliegen.

Viele Beispiele zeigen, dass nordamerikanische Pilze sich hier rasch ausbreiten können. In Europa ist weniger mykologische Konkurrenz vorhanden, in Nordamerika gibt es etwa dreimal so viele Arten in der Gattung *Psilocybe* wie in Europa.

So beschrieben BENEDICT et al. *Psilocybe cyanescens* aus dem pazifischen Nordwesten der USA vom Anfang der 60er Jahre und wiesen bereits Psilocybin nach (1, 31). Die Aufsammlungen waren identisch mit denen der Kew Gardens. So ist es sehr wahrscheinlich, dass die Pilze aus den USA oder Kanada eingeschleppt wurden. Heute sind die Pilze dort von Oktober bis Dezember sehr häufig und wachsen in großen Kolonien, wie ich aus eigener Anschauung bestätigen kann (1–3, 32).

1975 wurde die Art aus Holland beschrieben (33) und schließlich tauchten auch mehrere Standorte in der deutschen Literatur auf (1). Die Aufsammlungen von Bremen und Hamburg (1982, 1983) sind besonders interessant, weil hier in Treibhäusern auf Schichten von Holzmulch Tausende von Pilzen wuchsen, während einige

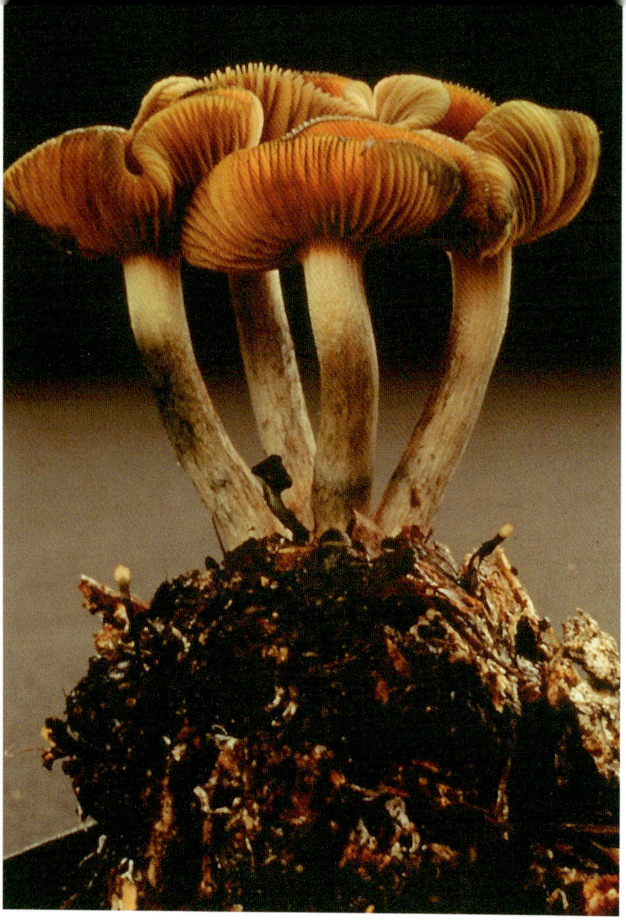

Abb. 13: *Psilocybe cyanescens* auf Rohhumus (USA)

Pilze auch auf Pflanzenresten außerhalb dieser geschützten Bereiche im Herbst gefunden werden konnten (1).

1986 berichteten wir auch über den ersten Nachweis der *Psilocybe cyanescens* im Osten Deutschlands (34). Ein Hauptmerkmal der großen und robusten Pilze sind die Hüte, die einen **welligen Hutrand** aufweisen (Abb. 13).

Diese Ausbildung der Hutform setzt schon bei jungen Pilzen regelmäßig ein. *Psilocybe cyanescens* blaut bei Druck auf die weißen Stiele zuverlässig, allerdings nicht so schnell und stark wie bei *Psilocybe bohemica*, besonders auf den Hüten. Auch trocknen die hygrophanen Hüte von braun nach dunkelgelblich aus, ein pilzlicher Geruch ist zwar vorhanden, aber nicht in Richtung Rettich- oder Mohngeruch.

Die weißen Rhizomorphen erschließen ebenfalls schnell neue Nachbarstandorte. Sie halten das Substrat so stark zusammen, dass beim Herausziehen der Pilze gleich ein ganzer Ballen aus Myzel und Substrat »geerntet« wird.

Heute kann festgestellt werden, dass die psychoaktive und auffällige Art in Mitteleuropa in **starker Ausbreitung auf Holzresten** begriffen ist (1, 35, 36). Auffällig ist, dass trotz der hauptsächlichen Fruktifikation in den kühlen Monaten ab Oktober die Pilzart offensichtlich Ortschaften in niederen Höhen bevorzugt, die etwas höhere Temperaturen als das Umland oder Gebirge aufweisen, ganz im Gegensatz zur *Psilocybe bohemica.* Es gibt Lokalitäten, die im Sommer meist von der direkten Sonne ausgetrocknet werden, trotzdem zeigt die Pilzbildung im Herbst, dass das Myzel der *Psilocybe cyanescens* tolerant gegenüber diesen Extremen ist.

In den Jahren 1991 bis 1994, 1996 und 2000 hatte ich die Möglichkeit, feldmykologisch die Pilze im pazifischen Nordwesten der USA und Kanada mit denen aus Europa zu vergleichen. Hieraus ergab sich eindeutig, dass die Aufsammlungen der *Psilocybe cyanescens* von beiden Kontinenten mykologisch identisch sind.

Die Pilzart breitet sich durch die zunehmende Ausbringung von Holzresten als Mulch in Parks und Wohngebieten aus. Auch auf Komposthaufen wurde *Psilocybe cyanescens* schon gefunden. Vor 20 Jahren traten starke **Intoxikationen** in Leipzig auf, bei denen *Psilocybe cyanescens* auf einem alten Holzstamm wuchs und irrtümlich mit dem essbaren Hallimasch (*Armillaria mellea*) verwechselt wurde. In diesen Fällen wurden hohe Dosierungen versehentlich aufgenommen, starke visionäre Wirkungen traten auf, die aber wie gewöhnlich nach sechs Stunden wieder folgenlos abgeklungen waren (36).

Hohe Konzentrationen an Psilocybin und einige Male eher höhere Mengen an Psilocin wurden in allen Extrakten der *Psilocybe cyanescens* nachgewiesen (37) (Tabelle 7). Der Gehalt an Alkaloiden variiert in den einzelnen Pilzen, die geringen Mengen an Baeocystin sind mit denen in *Psilocybe bohemica, Psilocybe samuiensis* und *Psilocybe natalensis* vergleichbar.

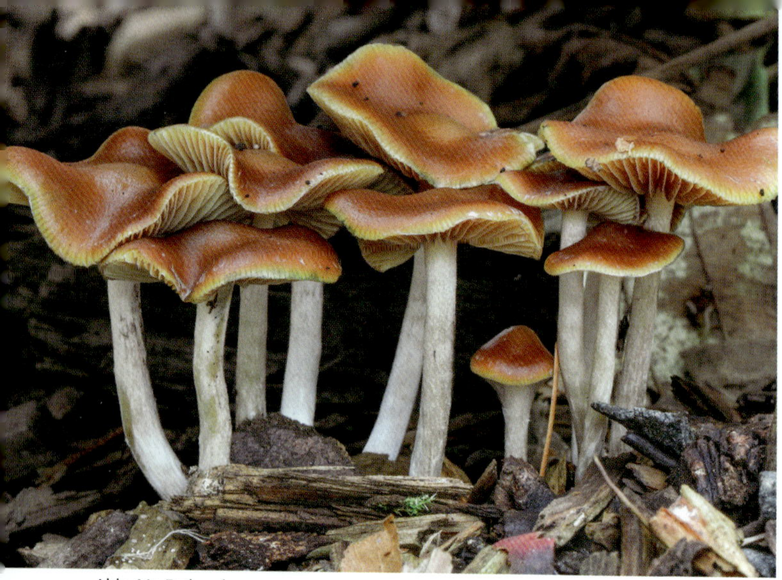

Abb. 14: *Psilocybe cyanescens*

Die zeitig und stets sehr reichlich gebildeten **Sporen** der Lamellen keimten leicht auf Malzagar (4 % Malz). Die Mengen an Psilocybin in den weißen **Myzelien,** die bei Druck und spontan im Alter blauten, waren bei fünf verschiedenen Ansätzen nach vier Wochen Kultivierung im Bereich von 0,22 % bis 0,34 % in den Trockenmassen. Auch bei dieser Pilzart wurden weder Psilocin noch Baeocystin im Myzel gebildet.

In weiteren eigenen Experimenten wurde das Myzel vom Malzagar zu einer sterilen Mischung aus Sägespänen, Reiskörnern und Wasser transferiert. Nach drei Wochen Wachstum wurden frische Holzchips mit diesem durchwachsenen Substrat versetzt und feucht gehalten. Die Pilzbildung setzte nach zwei Monaten ein und *Psilocybe cyanescens* brachte vier Fruktifikationswellen hervor (37).

Die **Alkaloidmengen** dieser kultivierten Pilze waren ähnlich denen natürlich gewachsener Fruchtkörper verschiedener Standorte. Die Konzentrationen in den Pilzen variierten sogar bei gleichen Ansätzen (Tabelle 8).

Psilocybe azurescens

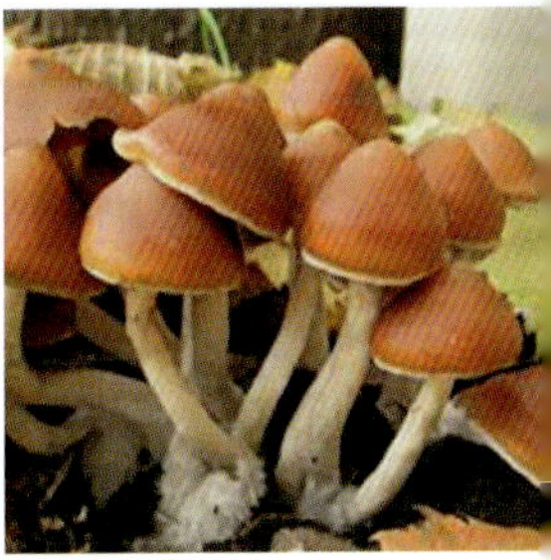

Abb. 15: *Psilocybe azurescens*

Im Jahre 1995 definierten der US-amerikanische Mykologe Paul Stamets und ich nach umfangreichen Forschungen blauverfärbende Aufsammlungen von der pazifischen Nordwestküste der USA als neue Pilzart: *Psilocybe azurescens* Stamets & Gartz (38, 39). Die Pilzart hat eine ungewöhnliche Geschichte und sehr bemerkenswerte Eigenschaften.

Im Oktober 1979 fanden Pfadfinder in Astoria, Oregon, USA, große und stark blauende Pilze im Mündungsgebiet des Columbia River, inmitten der Dünen mit Grasbewuchs, Sträuchern und Holzresten. Pilzfreunde nannten die Pilze dann lange unter der Arbeitsbezeichnung »Psilocybe astoriensis«, jedoch ohne gültige mykologische Diagnose. Diese Pilze bescherten mir das eindrucksvollste feldmykologische Erlebnis meiner langjährigen Forschung.

Bei meiner ersten Reise in den USA im Oktober 1991 kamen wir erst am Abend schon in völliger Dunkelheit in Astoria an. Ein lokaler Pilzkundiger führte uns dann mit Taschenlampe in die Dünen. Plötzlich sahen wir im Lichtstrahl unter Büschen und auf Holzresten im langen Gras die Pilze, die um die 20 cm lange Stiele und stabile, fleischige Hüte mit einem Durchmesser bis 12 cm zeigten. Die Hüte waren teilweise schon mit blauschwarzen Flecken gezeichnet und die dicken Stiele verfärbten sich bei Druck sehr schnell tiefblau.

Schnell hat sich die Art von der Westküste der USA in weitere Gebiete ausgebreitet. Sie ist fähig, verschiedenste Holzreste zu besiedeln. Selbst Wäscheklammern aus Holz, die achtlos herumlagen, bildeten im Nordwesten Fruchtkörper aus, genau wie altes Zeitungspapier und Pappe. Das Wachstum ist durch Kolonien von vielen Fruchtkörpern gekennzeichnet, die oft in Clustern wachsen, wo sich mitunter aus einer dicken Stielbasis mehrere Pilze ausbilden (Abb. 16 und 17).

Die Fähigkeit der Art, verschiedenste Substrate auf der Basis von Holz und Rohhumus zu verwerten, führte zu einer schnellen Verbreitung. Sie wurde in Kanada als auch in den US-Staaten Oregon, Washington, Kalifornien, New Mexico, Wisconsin, Vermont, Ohio und in Staaten der Ostküste gefunden, oft in riesigen

Mengen. In Europa gibt es Funde aus Deutschland, der Schweiz, Österreich, Frankreich, Holland und England (2, 24, 35, 38).

Psilocybe azurescens ist tolerant gegenüber Kälte außerhalb von Dauerfrost und wird von Ende September bis Anfang Januar des nächsten Jahres gefunden. Die Pilzart ist größer als die meisten anderen Pilzarten der Gattung *Psilocybe* einschließlich der verwandten *Psilocybe cyanescens.* Die regelmäßigen Hüte zeigen einen beständigen Hutbuckel und haben nicht die charakteristischen wellenförmigen Hutränder der *Psilocybe cyanescens.*

> In eigenen Versuchen wurde probiert, einzelne Sporen (Monokaryonen) der *Psilocybe cyanescens* mit denen von *Psilocybe azurescens* zu **Dikaryonten** zu verschmelzen, die Myzelien ausbilden. Es wurden in 86 Versuchen komplette Reproduktionsbarrieren ohne Fusion beobachtet, ein Beweis für das Vorliegen separater Arten (38). *Psilocybe bohemica* zeigte sich hier ebenfalls als eigenständige Art.

Bei der Feldforschung fand ich einen Haufen von Holzresten mit etwa drei Metern Durchmesser. Darauf standen im Oktober zwei große Kolonien mit jeweils mehreren Hundert Pilzen aus *Psilocybe cyanescens* und *Psilocybe azurescens.* Sie waren beide wie von einer unsichtbaren Absperrung getrennt und kein Pilz stand auf »falschem Gebiet«. Diese Beobachtung ist interessant, da das jeweilige Myzelknäuel das andere nicht überwuchern kann. Dieses Verhalten gibt auch Hinweise auf die zukünftige Ausbreitung beider Arten. Jede wird sich ausbreiten, und keine wird die andere verdrängen.

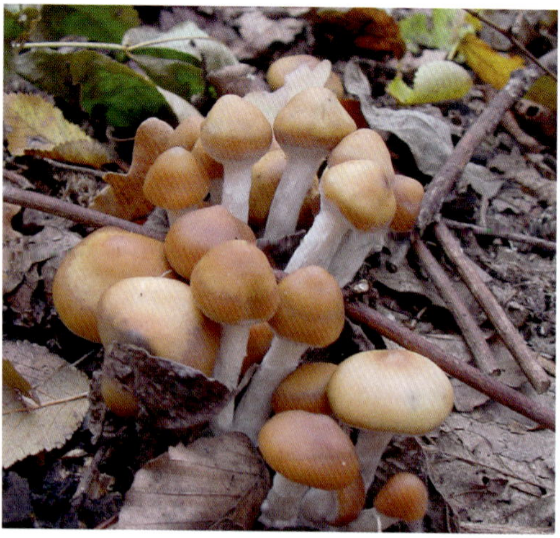

Abb. 16: Junge Fruchtkörper der *Psilocybe azurescens* (Deutschland)

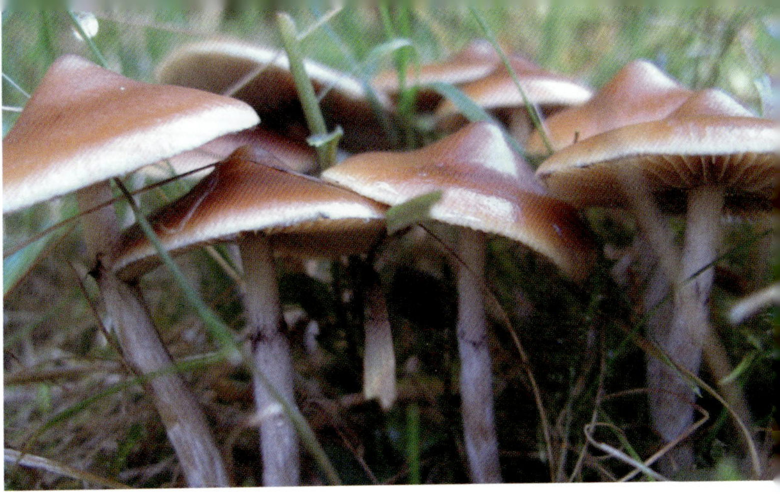

Abb. 17: *Psilocybe azurescens* auf Resten von Fichtenholz (Österreich)

Interessant ist weiterhin, dass *Psilocybe azurescens* toleranter gegenüber Höhenlagen und Wetterbedingungen ist als *Psilocybe cyanescens.* Sie wurde auch in ländlichen Gebieten um 300 Meter Höhe gefunden, wo es kaum Funde von *Psilocybe cyanescens* gibt. Dagegen sind die Populationen in Städten auf annähernder Meereshöhe der *Psilocybe cyanescens* weitaus größer als bei *Psilocybe azurescens,* die bis jetzt hier eher selten vorkommt. Es bleibt spannend, wie die Ausbreitung beider Arten in einigen Jahren bewertet werden kann.

Psilocybe azurescens bildet eine dicke Myzelmatte, die das Substrat ähnlich zusammenhält wie *Psilocybe cyanescens.* Dieses Myzel mit den ausgeprägten Rhizomorphen blaut ebenfalls bei Druck und spontan im Alter. Pilze der *Psilocybe azurescens* verfärben mit ähnlicher Geschwindigkeit wie *Psilocybe bohemica,* deren blaue Flecke gewöhnlich aber nicht schwarzblau werden. Die hygrophanen, nussfarbenen Hüte mit einem gewissen rötlichen Unterton trocknen zu einem strohfarbenen Ton ab, wobei hier meist schon blaue Flecke auftreten (38).

Im Vergleich zu den anderen Arten der Gattung *Psilocybe* enthalten die Pilze der *Psilocybe azurescens* ungewöhnlich hohe Konzentrationen an Psilocybin, Baeocystin und Psilocin, die in Konzentrationen bis zu 2% in den Trockenmassen akkumuliert werden (35, 38,39) (Tabellen 9–12). Die höchsten Alkaloidmengen finden sich in den kleinsten Pilzen (Tabellen 9 und 10), wobei die Konzentrationen in Pilzen aus den USA und Deutschland sehr ähnlich waren (Tabellen 11, 12). Auch unterschieden sich kultivierte Pilze mit ihrem Alkaloidgehalt nicht von denen natürlich gewachsener Fruchtkörper (38, 39).

Psilocybe azurescens ist hinsichtlich der gemeinsamen Bildung der drei Alkaloide wahrscheinlich die **potenteste Art der Welt,** gekoppelt mit der Größe der Fruchtkörper und dem massiven Wachstum ein echtes Novum auf dem Gebiet der psychoaktiven Substanzen.

Ähnliche Mengen an Baeocystin finden sich ebenfalls in *Psilocybe semilanceata,* die aber praktisch ohne das Nebenalkaloid Psilocin wächst. Es kann im Falle der *Psilocybe azurescens* davon ausgegangen werden, dass bei der starken Blauverfärbung das Psilocin direkt mithilfe von Enzymen und Luftsauerstoff oxydiert wird.

Bemerkenswert ist, dass die Dünnschichtchromatographie (TLC) analytisch nahezu das gleiche Profil an **Nebenalkaloiden** bei *Psilocybe semilanceata* und *Psilocybe azurescens* aufweist (18, 38). Dagegen produzieren *Psilocybe cyanescens, Psilocybe bohemica, Psilocybe samuiensis* und *Psilocybe natalensis* diese Produkte des Nebenstoffwechsels nicht.

Es ist interessant, dass im Gegensatz zu den anderen Pilzarten die Myzelien der *Psilocybe azurescens* neben Psilocybin auch Baeocystin und Psilocin akkumulieren (Tabelle 13).

Die Myzelien auf Malzagar blauen ebenfalls stark. Bei der Erhöhung des Malzanteils im Agar wurde die Synthese der Alkaloide schließlich bei 10 % Konzentration völlig gehemmt (Tabelle 13). Die Myzelien blauten dann nicht mehr. Jedoch zeigte sich, dass sich bei Überimpfung dieses Myzels auf Nährböden mit geringem Malzgehalt neue Kolonien bilden, die die ursprünglichen Fähigkeiten zur **Alkaloidsynthese** wieder erlangt haben. Es handelt sich also um eine reversible Anpassung an das Überangebot an Zuckern und Phosphat.

Schon vorher zeigten eigene Untersuchungen, dass das Myzel von *Psilocybe cubensis* bei einem Überangebot an Nährstoffen ebenfalls die Fähigkeit zur Alkaloidbildung verliert (41).

Die Hauptmenge an Alkaloiden wird bei *Psilocybe cubensis* erst während der Fruktifikation des Myzels gebildet; identische Vorgänge sind bei den anderen Pilzarten zu erwarten (41).

Psilocybe germanica

Im Herbst 2014 entdeckten wir in Sachsen eine **neue blauverfärbende Art auf Holzresten** (42), die mir in meinen über 30 Jahren Feldforschung in Europa und Amerika noch nie begegnet war und auch in den klassischen Schriften zur Gattung *Psilocybe* nicht beschrieben wurde (3).

Glücklicherweise wuchsen in diesem Herbst in nur einigen Kilometern Entfernung an getrennten Standorten auch die anderen Arten von Holzresten, *Psilocybe cyanescens, Psilocybe azurescens* und *Psilocybe bohemica.* So war es möglich, durch die Differenzierung des jeweiligen Frischmaterials eindeutig eine neue Art herauszuarbeiten, die wir als *Psilocybe germanica* GARTZ & WIEDEMANN publizierten (42) (Abb. 18 und 19).

Meist liegen Pilze zum mykologischen Vergleich nur im getrockneten Zustand vor, und jeder, der schon einmal gesehen hat, was beim Verlust von 90 Prozent Wasser von stolzen Fruchtkörpern übrigbleibt, der ahnt, dass hier nur eine ganz begrenzte Anzahl von Mikromerkmalen zur Diagnostik verwendet werden kann.

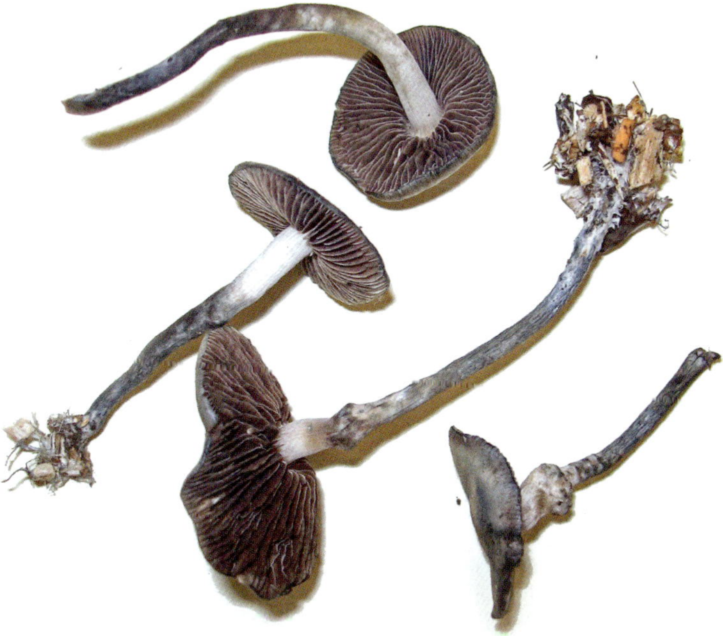

Abb. 18. *Psilocybe germanica* aus Deutschland

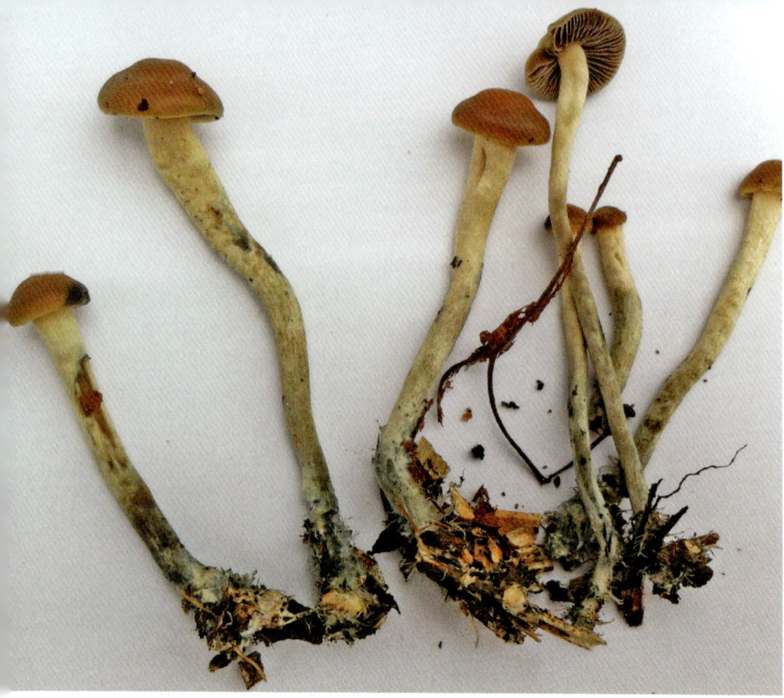

Abb. 19: *Psilocybe germanica* in verschiedenen Formen und Altersstufen

Die Pilze wuchsen am größten Standort in Massen bis hin zu büscheligen Aggregaten. Die Art erscheint im Wachstum ähnlich aggressiv wie die Myzelien von *Psilocybe cyanescens* und *Psilocybe azurescens,* eine zukünftige Ausbreitung wie bei diesen Arten kann daher künftig auch von *Psilocybe germanica* erwartet werden. Die neue Spezies konnte bis heute nur in Parks gefunden werden, jedoch erscheint eine Ausbreitung in Wäldern auch in höheren Lagen möglich.

Psilocybe germanica kann sowohl auf Rinde mit Erde gefunden werden, wie auch auf einer Vielzahl von Holzresten. Die weißen Rhizomorphen halten zwar auch die Hölzer zusammmen, die Myzelien von *Psilocybe cyanescens* und *Psilocybe azurescens* sind aber dicker und robuster.

Die Pilze erscheinen von September bis November, vielleicht auch im Dezember. Kurze Schneefälle und mehrere Nächte mit kurz unter Null Grad brachten das Pilzwachstum nicht zum Erliegen. Als neue Art zeigt *Psilocybe germanica* eine einzigartige Kombination aus Makro- und Mikromerkmalen sowie der Biochemie (42).

Die hygrophanen, tiefbraunen Hüte trocknen in eine weißliche Färbung ab. Bei der Entwicklung der Hüte färben sich die dauerhaften Buckel im Zentrum schnell flächig graublau. Im Alter erscheinen auf den Hüten stark blaue Verfärbungen, besonders nach Regen oder bei Frost. Bei Druck auf das weiße Fleisch erscheint sofort eine blaue Verfärbung. Die frischen Pilze haben einen angenehmen, aromatischen Geruch.

Der erste Druck auf die weißen Stiele führt sofort zu einer anfänglich grünen Verfärbung, die schnell zu tiefblau wechselt. Grünliche Verfärbungen werden wir dann später bei der *Inocybe aeruginascens* BABOS wiedertreffen. Die blaue Verfärbung ist weit größer als bei *Psilocybe semilanceata* und ähnlich der *Psilocybe azurescens* und *Psilocybe bohemica.* Aber überraschenderweise sind die Alkaloide in Art und Menge sehr ähnlich denen von *Psilocybe semilanceata.*

Eine Analyse von gemeinsam pulverisierten 80 Pilzen (junge und entwickelte Fruchtkörper) ergab 0,73 % Psilocybin und 0,16 % Baeocystin ohne weiteres Psilocin (42). Zusätzlich ergab die Dünnschichtchromatographie die Anwesenheit der sechs Spurenstoffe in den Extrakten, die sonst nur bei *Psilocybe semilanceata* und *Psilocybe azurescens* vorkommen. Die Analysen zeigten nur eine recht geringe Variation der Mengen an Alkaloiden (Tabelle 14).

Biochemisch stellt *Psilocybe germanica* in gewisser Weise eine Brücke von den Holzbewohnern wie *Psilocybe azurescens* zu den Grasbewohnern wie *Psilocybe semilanceata* dar.

Die Sporenbildung ist im Vergleich zu *Psilocybe cyanescens* und *Psilocybe azurescens* eher weniger üppig.

Die Sporen der Lamellen keimen gut auf 4 % Malzagar und die resultierenden weißen Myzelien wachsen außerordentlich schnell. Auch sie blauen bei Druck regelmäßig und verfärben im Alter etwa nach sechs Wochen Kultivierung spontan großflächig. Die Menge an Psilocybin reichte von 0,21 % bis 0,28 % in den Trockenmassen bei fünf Myzelien nach vier Wochen Kultivierung.

Es ist zu erwarten, dass durch die moderne Anwendung von Mulch in Parks und Gärten, vor allem in Städten, auch die *Psilocybe germanica* neben den anderen Arten eine große Zukunft hat und ihren Seltenheitsstatus bald ablegen wird.

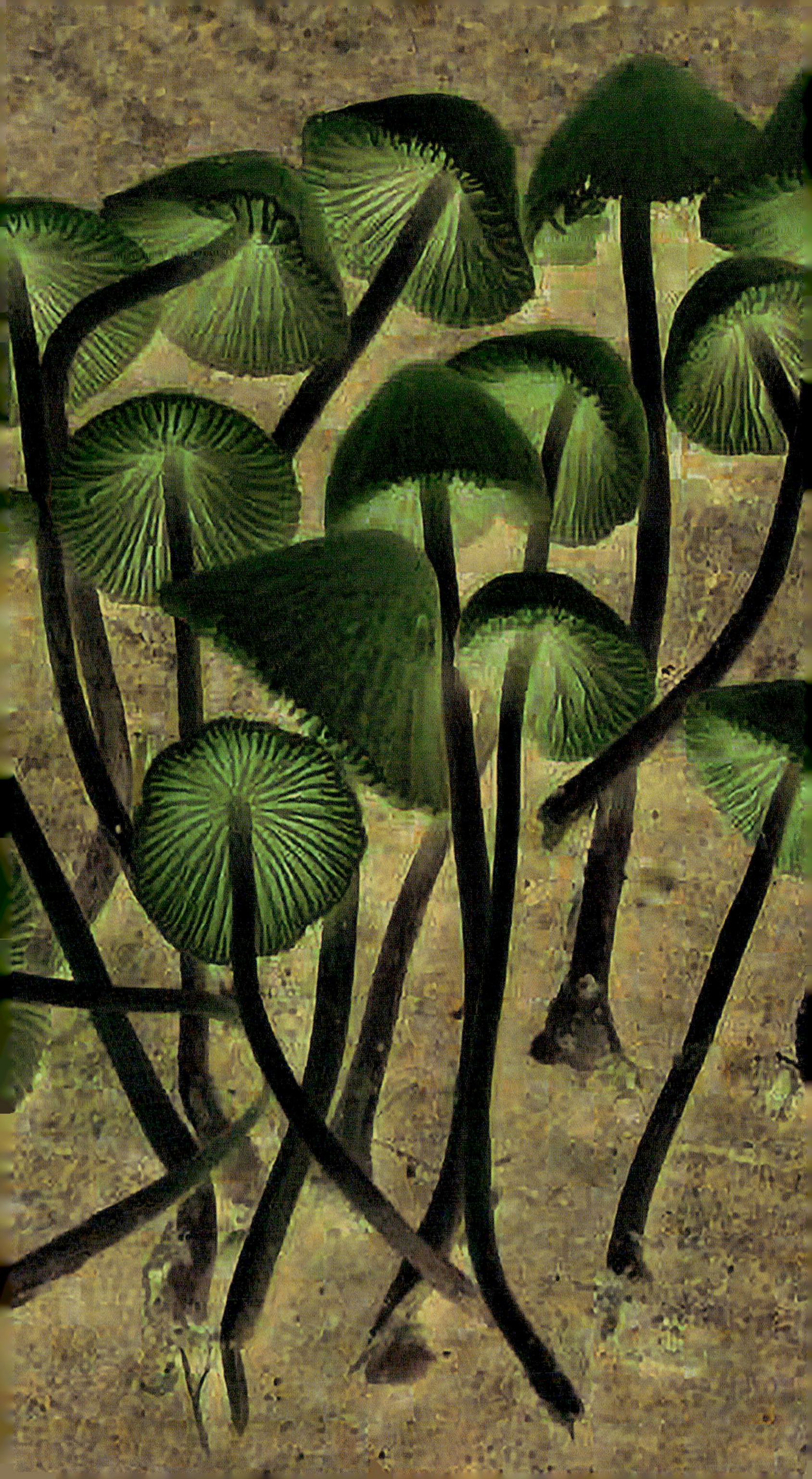

Die Gattung Conocybe

Conocybe cyanopus

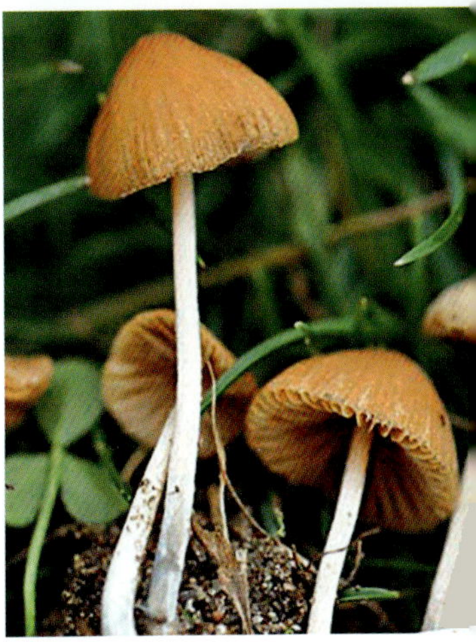

Abb. 20: *Conocybe cyanopus*

Roger Heim beschrieb im Zuge der Erforschung der mexikanischen Arten auch eine Spezies der Gattung *Conocybe* (Samthäubchen): Die *Conocybe siligineodes* Heim war bis zu 8 cm hoch, rötlich braun bis orange gefärbt und auf verrottetem Holz wachsend. Die Einheimischen würden auch diese Art neben den *Psilocybe*-Arten in ihren Zeremonien verwenden. Diese Art wurde chemisch nicht untersucht und konnte nie wieder gefunden werden.

Auch Gaston Guzman (1932–2016) fand diese Spezies in seiner jahrzehntelangen Forschung in der Region nicht wieder (3). Er konnte ebenfalls keine Verwendung von Holzbewohnern außerhalb der Gattung *Psilocybe* nachweisen.

In der Gattung *Conocybe* existieren etwa 55 Arten in Europa und Nordamerika. Sie wachsen auf Kompost und alten Holzresten. Die eindeutige Differenzierung einzelner Arten birgt oft große Schwierigkeiten. Sie wachsen als fragile und schnell vergängliche Pilzchen meist in Moos und werden leicht übersehen (11).

In Beziehung zu den Funden von R. Heim ist besonders interessant, dass tatsächlich eine kleine *Conocybe*-Art existiert, die Psilocybin und Baeocystin analog der *Psilocybe semilanceata* bildet. Diese *Conocybe cyanopus* (Atk.) Kühner zeigt eine bläuliche Verfärbung an der Stielbasis (Abb. 20).

Um 1930 fand J. Schäffer auf einer gedüngten Rasenfläche in Potsdam ein Eldorado verschiedenster, schön gefärbter *Conocybe*-Arten, die auch eine Spezies mit blauer Stielbasis umfasste. Diese wurde von ihm auch vereinzelt im Harz und in Berlin gefunden. Später wurde bekannt, dass die Art bereits 1918 in Ithaca (New York, USA) aufgefunden und benannt wurde, die von Kühner als identisch mit den sehr seltenen europäischen Funden bestimmt wurden.

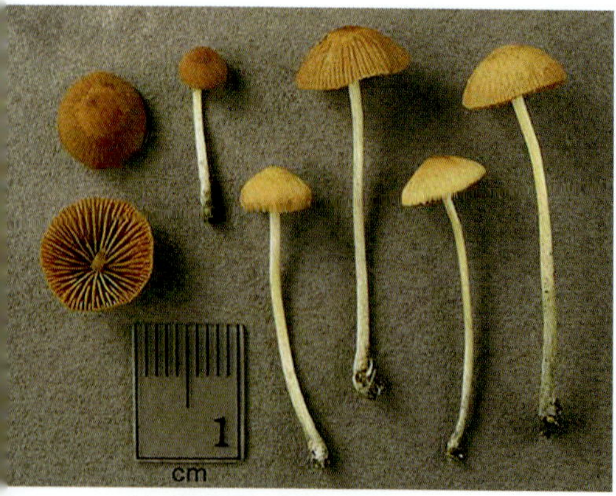

Abb. 21: *Conocybe cyanopus*

Conocybe cyanopus ist sehr selten in Europa. Über 60 Jahre wurde die Art nur zweimal (!) gefunden, beide Male in den 1980er Jahren (Abb. 17).

Psilocybin wurde erstmalig qualitativ in US-amerikanischen Exemplaren der *Conocybe cyanopus* nachgewiesen, nämlich am 4. September 1961 in Seattle (WA, USA).

Interessant ist, dass die zweiten Funde in Ostdeutschland im Juli stattfanden, und zwar im Jahr 1989 in der Nähe von Potsdam. Ich hatte das Glück, die extrem seltene Art dieses Standorts quantitativ untersuchen zu können. Fünf Exemplare der Pilze enthielten ähnliche Mengen an Psilocybin und Baeocystin, ohne Psilocin aufzuweisen, wie es auch bei *Psilocybe semilanceata* der Fall ist (9) (Tabelle 15).

Neben der Verfärbung der Basis blaut *Conocybe cyanopus* sehr langsam bei Druck, ebenfalls ähnlich der *Psilocybe semilanceata.*

Nach mehreren Tagen keimten die **Sporen** auf Malzagar, und sehr langsam wandelten sich die entwickelten Myzelien in harte Dauerformen (Sklerotien) um, die schon bei der Gattung *Psilocybe* in den klassischen mexikanischen Untersuchungen beobachtet wurden (1, 9). Die Sklerotien der *Conocybe cyanopus* enthielten 0,25 % an Psilocybin in der Trockenmasse, die sonst keine weiteren Alkaloide enthielt, wobei eine Blauverfärbung sowohl bei Druck oder im Alter nicht auftrat (9).

Zusammenfassend kann festgestellt werden, dass die winzige, langsam wachsende und extrem seltene Art weder in Europa noch in den USA in Zukunft irgendeine Bedeutung für psychoaktive Anwendung oder ungewollte Vergiftungen erlangen wird.

Die Gattung Pluteus

Pluteus salicinus

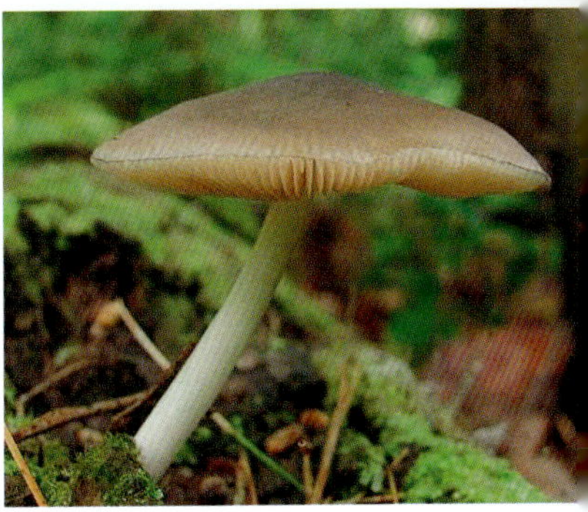

Abb. 22: *Pluteus salicinus*

Die Gattung *Pluteus* (Dachpilze) umschließt einige Arten von Holzzersetzern in Europa und Nordamerika, bei denen sogar essbare Pilze vorkommen. Im Gegensatz zur Gattung *Psilocybe* bilden sie rosa gefärbte Sporen (Hellblättler).

Pluteus salicinus (Pers. Fr.) Kummer wurde schon vor 200 Jahren in Europa erstmalig beschrieben (1). Seit dieser Zeit wird die Art nur selten in der Literatur benannt und dann nur kurz. Das fehlende Interesse kam auch durch das Wachstum nur einzelner, nicht auffälliger Pilze auf Holz; Vergiftungen wurden nicht beobachtet.

Pluteus salicinus (Grauer Dachpilz) ist ein finaler Holzzersetzer. Er wächst auf verrottetem und verfärbtem Holz, das schon vorher über viele Jahre durch andere Arten zersetzt wurde (1). Im Gegensatz dazu wachsen die *Psilocybe*-Arten als Primärzersetzer auf frischen Hölzern, können aber auch auf Abfall und Rohhumus gedeihen.

Pluteus salicinus wächst vom Mai bis Oktober auf Stümpfen von Weiden, Erlen, Linden, Buchen, Pappeln und Ahorn und vielleicht auch auf weiteren Holzresten. Die Pilze stehen meist nur einsam auf Hölzern (Abb. 18), und so wurde erst 1981 über Psilocybin und Psilocin von Saupe aus Illinois, USA, berichtet (43). Bemerkenswert ist, dass mehr Psilocin als Psilocybin nachweisbar war. Die Stiele zeigten spontan graugrüne oder blaugrüne Verfärbungen, die sich bei Druck intensivierten. Alte Pilze zeigen oft tiefgrüne Flecke. Andere Fruchtkörper bleiben weiß. Aber auch diese Albino-Pilze zeigen an den Stielen eine leichte grau-grüne Verfärbung.

Meine Analysen von nicht blauverfärbenden (!) Exemplaren aus Thüringen im Jahre 1986 führten zur Entdeckung **hoher Alkaloidkonzentrationen** (44). Die Psilocybinmengen entsprachen denen von *Psilocybe semilanceata* (Tabelle 16). Die Hüte enthielten mehr Alkaloide als die Stiele, genau wie Baeocystin und Harnstoff.

Harnstoff ist eine einfache Stickstoffverbindung und wird auch beim Menschen als Resultat von Entgiftungsreaktionen ausgeschieden. Aber Harnstoff hat bei Pilzen eine gewisse chemotaxonomische Bedeutung. Alle *Panaeolus*-Arten (mit und ohne Psilocybinbildung) enthalten reichliche Mengen von dieser Substanz, die nicht in den psychoaktiven *Psilocybe*-Spezies gefunden wird (1, 10, 12). Weitere eigene Analysen von nun blauenden Pilzen zeigten nur noch 0,2 % bis 0,7 % Psilocybin in den Trockenmassen bei sehr geringen Mengen an Baeocystin (Tabelle 17).

Diese Ergebnisse zeigen eine große Variabilität in den Pilzen des *Pluteus salicinus,* die noch nicht umfassend erforscht werden konnte. Hier sind vermehrte künftige Analysen notwendig.

Die Resultate stehen im Gegensatz zu den wenigen Ergebnissen aus Amerika, die mehr Psilocin als Psilocybin in der Pilzart nachwiesen. Mittlerweile ist sicher, dass europäische Pilze keine signifikanten Mengen an Psilocin bilden (44, 45). Zusätzlich wurde festgestellt, dass das Originalmaterial von Saupe eine differente Spezies im Vergleich zur ursprünglichen Beschreibung von *Pluteus salicinus* aus Europa darstellt (45). Diese Erkenntnisse zeigen, dass Pilze von verschiedenen Kontinenten different sein können, auch wenn sie als die gleiche Spezies jeweils vor Ort benannt wurden.

Andere, sehr seltene *Pluteus*-Arten mit bläulichen oder sogar violetten Verfärbungen sind in der Literatur gelegentlich erwähnt worden, so z.B. ein *Pluteus cyanopus* aus Europa (auch in Amerika?) sowie eine Analyse, die ein nur geringes Vorkommen von Psilocybin in *Pluteus nigroviridis* BABOS, einer extrem seltenen Art aus Ungarn (1), nachwies. Zusätzliche Analysen der bisher eher vernachlässigten Gattung *Pluteus* sind in Europa und Nordamerika dringend nötig.

Die Gattung Gymnopilus

Gymnopilus purpuratus

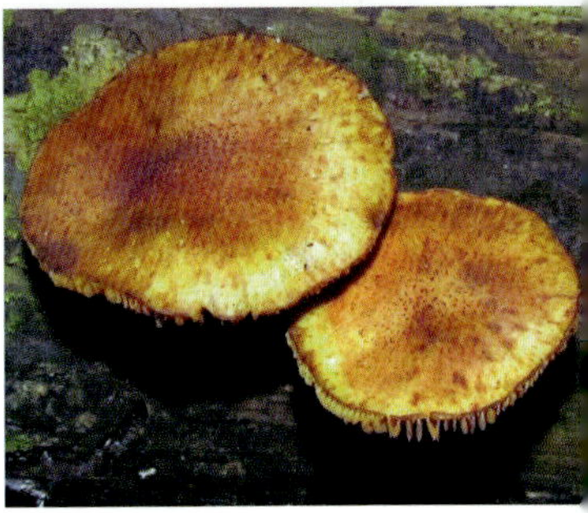

Abb. 23: *Gymnopilus purpuratus*

In der Literatur besteht eine Kontroverse über die Zuordnung früherer ungewollter Vergiftungen mit einzelnen Arten aus der Gattung *Gymnopilus* (Flämmlinge). Im Oktober 1942 hatte es einen bemerkenswerten Zwischenfall in Cleveland, Ohio, USA, gegeben, bei dem folgende Symptome erlebt wurden (1):

»Eine Frau fand während eines Spazierganges Pilze. Da sie annahm, essbare von giftigen Arten sicher unterscheiden zu können, aß sie allerdings nur relativ wenig von dem Mahl. Als sie sich niederlegte, erlebte sie prächtigste Farbvisionen und Klänge – ohne das Auftreten irgendeines Missgefühles. Am gleichen Abend erklärte die Frau einem Arzt, dass die Halluzinationen bald wieder vorbei waren und sie sich wieder völlig normal fühle. Sie fügte hinzu, wenn nun das der Weg sein sollte, an Pilzvergiftung zu sterben, dann bin ich dafür.«

Ein anderer Fall ereignete sich in Harvard, Massachusetts, USA, am 9. September 1966. Ein 56-jähriger Mann verwechselte hier den psychoaktiven Pilz mit dem Hallimasch, weil dieser auch auf einem Holzstamm wuchs. Die Analogie mit *Psilocybe cyanescens* in den Fällen von Leipzig ist sehr bemerkenswert (35). In dem Fall erschien der Raum kleiner als normal, alle Dinge waren verzerrt, grüne Bäume und Gras waren viel farbiger als normal und purpurne Flecke durchzogen diese Farbe ... Nach mehreren Stunden war die Wirkung vorbei (1). Die Geschmacksproben waren in beiden Fällen leicht bitter.

Als Verursacher wurde der *Gymnopilus spectabilis* (Fr.) A. H. Smith benannt, der heute in Europa *Gymnopilus junonius* (Fr.) Orton genannt wird. Im Gegensatz zu den Proben aus den USA zeigt *Gymnopilus junonius* aus Europa einen extrem bitteren Geschmack. Der Pilz ist eine der größten Arten in Europa mit Stielen bis 60 cm. Trotz der Auffälligkeit wurde nie über Intoxikationen berichtet. Schließlich fand man, dass die Gattung *Gymnopilus* mehr Arten in den USA (73) enthält als in Europa (15).

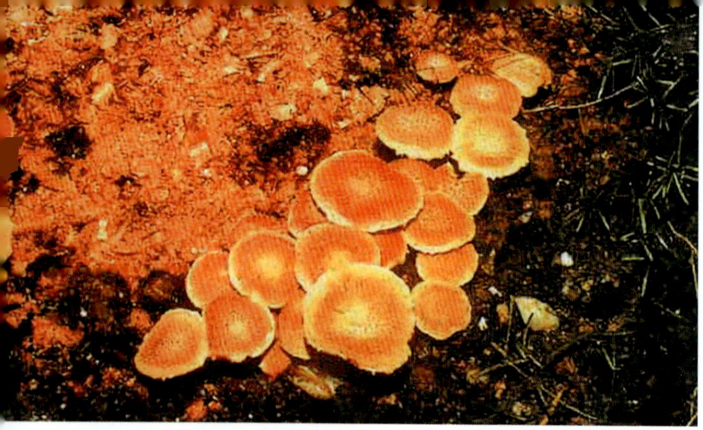

Abb. 24: *Gymnopilus* auf Sägespänen

In einem weiteren Fall der versehentlichen Aufnahme konnte schließlich die nordamerikanische Art *Gymnopilus validipes* analysiert werden, welche 0,2 % Psilocybin enthielt. Im Mai 1887 wurde wiederum in den Kew Gardens eine neue Pilzart gefunden, die auf einem Baumfarnstamm wuchs und als neue Art definiert wurde, die heute *Gymnopilus purpuratus* (Cooke & Massee) Singer genannt wird. Die Pilze waren wie *Psilocybe cyanescens* eingeschleppt worden. Sie wachsen heute in Chile, Argentinien und in Australien.

1983 wurde ein auffälliger Pilz an der Ostseeküste bei Ribnitz-Damgarten auf einer Mischung aus Rinde und Holzstücken (Rückstände einer Faserplattenfabrik) gefunden. Die Pilze wurden zuerst als einheimische Art verkannt und erwiesen sich schließlich als *Gymnopilus purpuratus,* der nun nach etwa 100 Jahren wieder in Europa auftauchte (1). Die Pilze verfärben sich bei Druck und im Alter blau.

Die Frage war, wieso die Pilze ausgerechnet dort in Massen auf den 20 Meter langen und mehrere Meter hohen Holzmieten wuchsen. Die Antwort. Auf das Holz wurde Schweinegülle gegeben, um in einem Kompostierungsprozess beide Produktionsreste zu beseitigen. Bei dem Verfahren erhitzt sich das Innere der Mieten auf etwa 80 Grad. So konnten neben dem *Gymnopilus purpuratus* einige exotische, wärmeliebende Arten, auch aus Vietnam und weiteren Ländern, in diesem Mikroklima fruktifizieren. In dieser Zeit wurde Futtergetreide aus Argentinien importiert. Weil die Sporen unzersetzt durch das Verdauungssystem der Schweine gelangen, konnten sie schließlich auskeimen.

Gymnopilus purpuratus besiedelt als **Primärzersetzer** (wie die *Psilocybe*-Arten) Holz wie auch Kompost, wie zum Beispiel an der Ostseeküste (Abb. 24). Seit 2012 wurde *Gymnopilus purpuratus* mehrfach an Holzstämmen auf den Kanarischen Inseln beobachtet. Die Myzelien sind recht dünn und beim Herausziehen der Pilze werden keine Zusammenballungen geerntet. Es liegen keine Rhizomorphen im Sinne der *Psilocybe*-Arten vor.

Zum ersten Mal konnten in eigenen Untersuchungen Psilocybin, Psilocin und Baeocystin in allen Pilzen quantitativ nachgewiesen werden (Tabelle 18). Es ist interessant, dass die Mengen an Psilocybin und Psilocin sehr ähnlich waren. Die niedrigen Mengen an Baeocystin entsprachen denen in *Psilocybe samuiensis* und *Psilocybe natalensis*. Die **Alkaloidmengen** waren am höchsten in den kleineren Pilzen (46).

Die **Sporen** des *Gymnopilus purpuratus* keimten schnell auf 4 % Agar aus. Die weißlichen Myzelien blauten zuverlässig bei Druck und nach drei Wochen Kultivierung auch spontan wie die Pilze. Ein **Myzel** enthielt nach vier Wochen Kultivierung 0,20 % Psilocybin, 0,05 % Psilocin und 0,03 % Baeocystin in der Trockenmasse. Die Kultivierung war vor meinen Untersuchungen nicht beschrieben worden (9). Nach der sterilen Überimpfung der Myzelien auf Reis, Sägespäne oder deren feuchte Mischungen erfolgten nach acht bis zwölf Wochen jeweils Fruktifikationen.

Diese im Labor in Glasgefäßen kultivierten Pilze waren kleiner als die Fruchtkörper vom natürlichen Standort. Sie enthielten aber ähnliche Mengen an Psilocybin und dessen Abkömmlingen wie diese Pilze (Tabelle 19). Eine Variation der Alkaloid-Mengen von einer Fruktifikationswelle zur nächsten wurde in Analogie zu den anderen Arten ebenfalls beobachtet.

Die zukünftige Forschung muss den Nachweis des Psilocybins und seiner Verwandten in anderen tropischen und subtropischen *Gymnopilus*-Arten führen. Die Gattung *Gymnopilus* ist taxonomisch noch nicht umfassend erforscht worden. Mykologen sollten auch verstärkt auf das spontane Auftreten von *Gymnopilus purpuratus* in verschiedenen europäischen und amerikanischen Lokalitäten achten, besonders in botanischen Gärten wie auch in schon vorhandenen Beständen von Herbarien, die eventuell falsch bezeichnet worden sind.

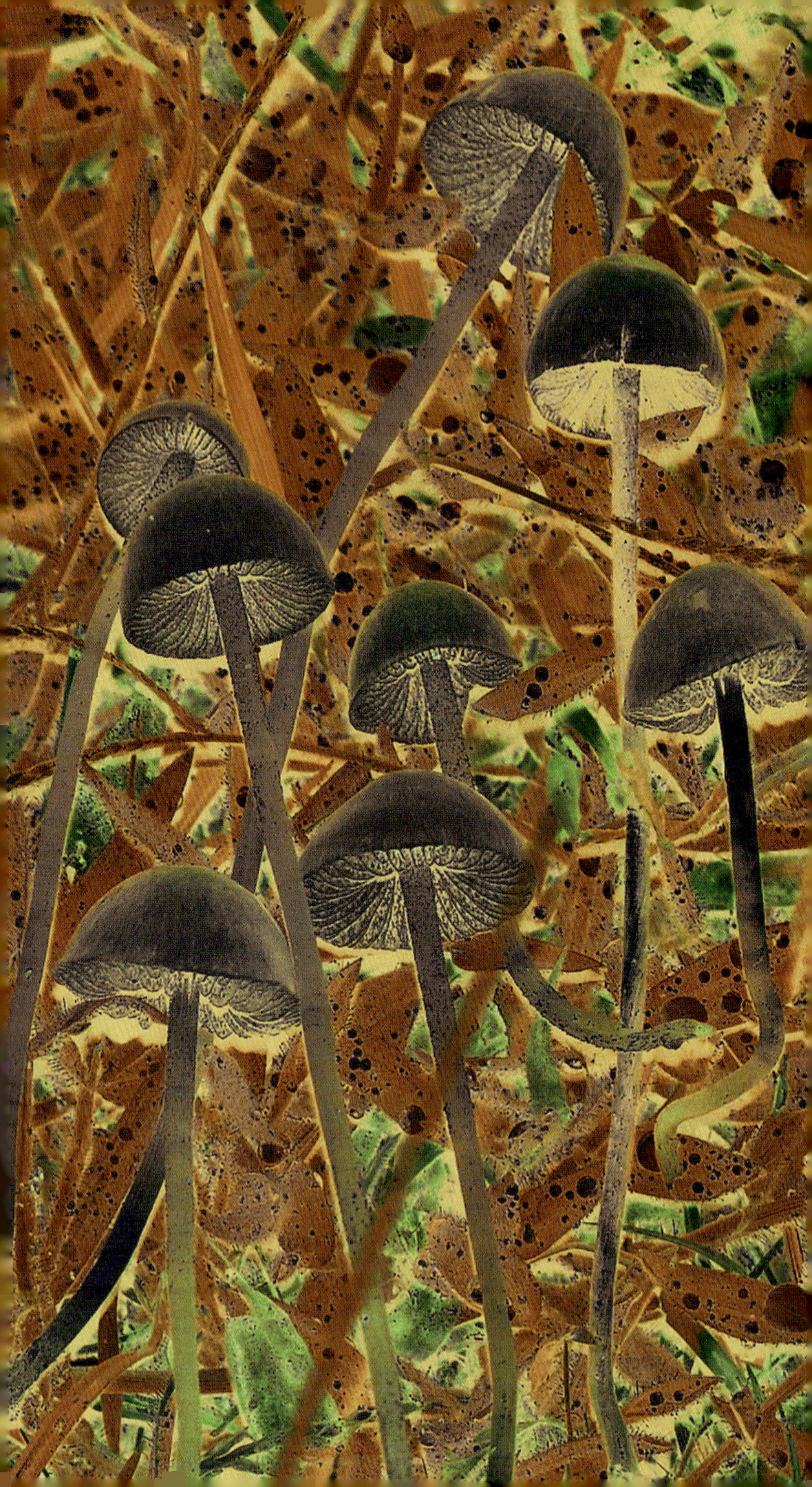

Die Gattung Panaeolus

Panaeolus subbalteatus

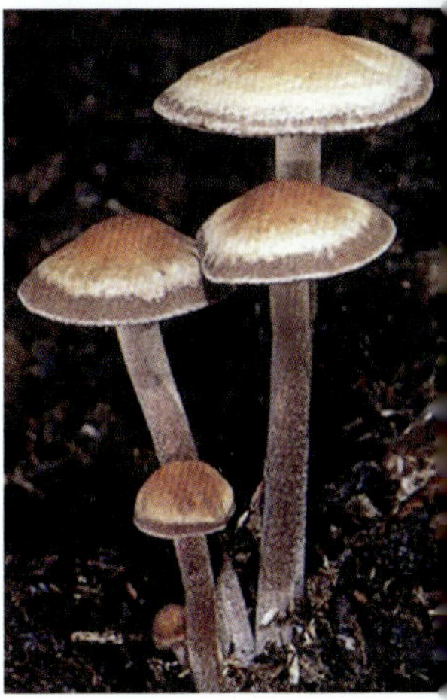

Abb. 25: *Panaeolus subbalteatus*

Berichte über Vergiftungen durch Dungbewohner mit dunkel gefärbten Lamellen, die reif gefleckt erscheinen, gehen in verschienenen Weltregionen bis auf den ersten Bericht von 1816 zurück (1). Diese Düngerlinge (Gattung *Panaeolus)* wurden ebenfalls in jedem Fall durch Verwechslung mit Speisepilzen aufgenommen, wobei meist überhaupt keine Ähnlichkeit mit den betreffenden Pilzarten vorlag. Jedoch gibt es seit diesen Berichten immer Kontroversen, welche Arten tatsächlich aufgenommen wurden und wie das Psilocybin und dessen Verwandte in dieser Gattung überhaupt verbreitet sind. Manche amerikanischen Arten sind auch mit den europäischen Funden nicht identisch.

Im Winter 1915 erschien eine Art der Gattung *Panaeolus* in einem Gewächshaus zur Champignonzucht in New York. Einige Exemplare wurden zusammen mit essbaren Pilzen verzehrt, obwohl auch hier nur wenig Ähnlichkeiten vorlagen. Die eindrucksvollen Wirkungen führten dazu, dass Murrill die Funde als neue Art *Panaeolus venenosus* beschrieb (1). Dann wurde bekannt, dass die Art schon 1887 als *Panaeolus subbalteatus* (B.& Br.) Sacc. (Gezonter Düngerling) aus Europa beschrieben worden war (1). Dies veranlasste R. E. Schultes (1915–2001) zu postulieren, dass es sich bei den Beschreibungen des mexikanischen Teonanacatl aus dem 16. und 17. Jahrhundert um solche psychoaktiven Düngerlingsarten handele. Jedoch fanden R. G. Wasson, R. Heim, R. Singer und G. Guzman keine Belege, dass neben den *Psilocybe*-Arten auch Düngerlinge in Mexiko verwendet werden (1).

Aus Deutschland gibt es Berichte über **Intoxikationen** von 1957 und 1970. Bei einem Fall in Leipzig wurde 1970 der schnellwüchsige *Panaeolus subbalteatus* aufgenommen, der noch vor den Speisepilzen auf den Beeten des Gewächshauses erschien.

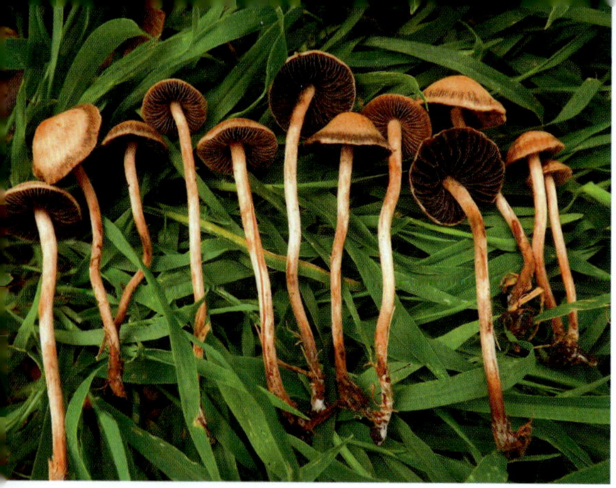

Abb. 26: *Panaeolus subbalteatus*

Der *Panaeolus subbalteatus* blaut nur selten. Nur einer von hundert Pilzen verfärbt bei Druck nach langer Zeit blau, und sehr wenige alte Pilze zeigen bläuliche Flecken. Im Gegensatz zu den *Psilocybe*-Arten wachsen die Düngerlings-Arten schon vom Frühling an bis in den Herbst hinein. Sie sind insgesamt sehr hygrophan und trocknen von tiefbraun bis weißlich oder rötlich braun, wie beim *Panaeolus subbalteatus* der Fall (Abb. 25).

Neuere Studien an sorgfältig mykologisch bestimmten Pilzen zeigen eindeutig, dass in Europa *Panaeolus subbalteatus* die psychoaktive Art unter den Düngerlingen darstellt.

Die ersten Analysen der Art in Nordamerika (1959) führten zur Isolierung einer wasserlöslichen Substanz, die heute als **Baeocystin** angesehen wird (1). Eigene Analysen von Fruchtkörpern und erstmalig untersuchten, natürlich gewachsenen Myzelien eines Standortes von der Ostseeküste zeigten vergleichbare Resultate zu den amerikanischen Untersuchungen (Tabelle 20, 21) (10,12). Dabei wurden deutliche Unterschiede in der Zusammensetzung von Myzelien und Fruchtkörpern gefunden.

In allen *Panaeolus*-Arten wird Harnstoff nachgewiesen. Baeocystin konnte in größeren Mengen in *Paneolus subbalteatus* nachgewiesen werden (20, 21).

Alle *Panaeolus*-Arten zeigen eine Besonderheit, die bei den anderen Gattungen nicht vorkommen. Unabhängig von der Psilocybinbildung bilden sie auch 5-substituierte **Indolderivate** wie Serotonin und dessen biochemische Vorstufe 5-Hydroxytryptophan, die von der Aminosäure **Tryptophan** abstammen. Auch die 4-substituierten Indolderivate wie Psilocybin und Abkömmlinge bilden sich über mehrere Stufen aus Tryptophan (1).

Serotonin ist in Mensch und Tier weit verbreitet. Es agiert als Neurotransmitter im menschlichen Hirn. Es muss allerdings betont werden, dass bei oraler Aufnahme die Substanz und deren Vorstufe 5-Hydroxytryptophan durch enzymatische Zersetzung völlig inaktiv sind.

Panaeolus cyanescens

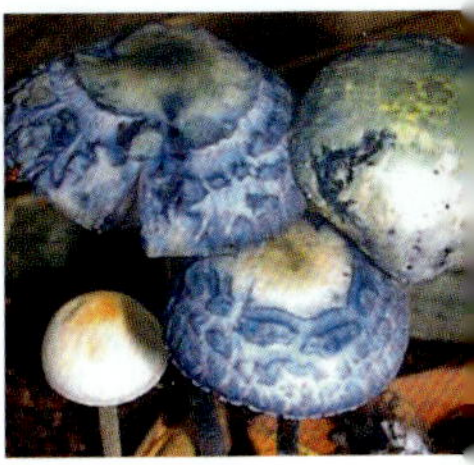

Abb. 27: *Panaeolus cyanescens*

In tropischen und subtropischen Gebieten gibt es weitere *Panaeolus*-Arten, die stark psychoaktive Wirkungen zeigen und außerdem sowohl bei Druck und im Alter stark blau verfärben. Die typische Art wurde durch diese Verfärbung *Panaeolus cyanescens* BERKELEY & BROOME genannt. Sie wächst auf Dung, kann aber auch auf Kompost gefunden werden (1–4) (Abb. 27). Die Pilze wachsen auch in Mexiko, werden nicht gegessen und von den Einheimischen als »giftig« benannt (1).

Die Art erscheint im Aussehen recht variabel, und so überrascht es nicht, dass mitunter andere Arten wie *Panaeolus tropicales* abgetrennt werden. Es gibt sogar Versuche, diese stark blauenden und psychoaktiven Spezies als eine neue Gattung **Copelandia** zu definieren (1, 2). Jedoch handelt es sich um typische Düngerlinge mit ihren schwarz gefleckten Lamellen. Außerdem wurden die Alkaloide der Art auch in *Panaeolus subbalteatus* gefunden, es liegt also keine absolute Besonderheit in den tropischen Spezies vor.

Panaeolus cyanescens bildet große Mengen an **Indolverbindungen.** Die noch begrenzte Anzahl an Analysen weist darauf hin, dass der Düngerling möglicherweise die variabelste Art hinsichtlich der Menge an Alkaloiden ist. Oft wird mehr Psilocin als Psilocybin gebildet (Tabelle 22). Die Spezies wirkt biochemisch sehr aktiv und die Mengen an Psilocin könnten nicht nur als primäres Produkt der Synthese fungieren.

In Analogie zu *Psilocybe bohemica* kann eine starke **enzymatische Hydrolyse** mit Abspaltung der Phophorsäure vom Psilocybin zu Psilocin auftreten, das hier nur teilweise unter Bildung blauer Produkte zersetzt wird. Geringe Mengen an Baeocystin konnten ebenfalls nachgewiesen werden.

Als typischer Düngerling bildet die Art in jedem Fruchtkörper Serotonin und dessen biochemische Vorstufe, ein weiterer Beweis, dass neuere Benennungen wie Copelandia nicht fundiert sind (Tabelle 22).

Die **Sporen** keimten schnell auf 4% Malzagar. Die weißen **Myzelien** blauten schnell bei Druck und spontan im Alter. In Analogie zu anderen Arten ließen sich nach vier Wochen 0,42% Psilocybin in der Trockenmasse nachweisen. Überraschenderweise wurden keine anderen Indolalkaloide im Myzel gebildet.

In Zukunft sind noch weit mehr Analysen zur Chemie und Verbreitung dieser interessanten Pilzart nötig.

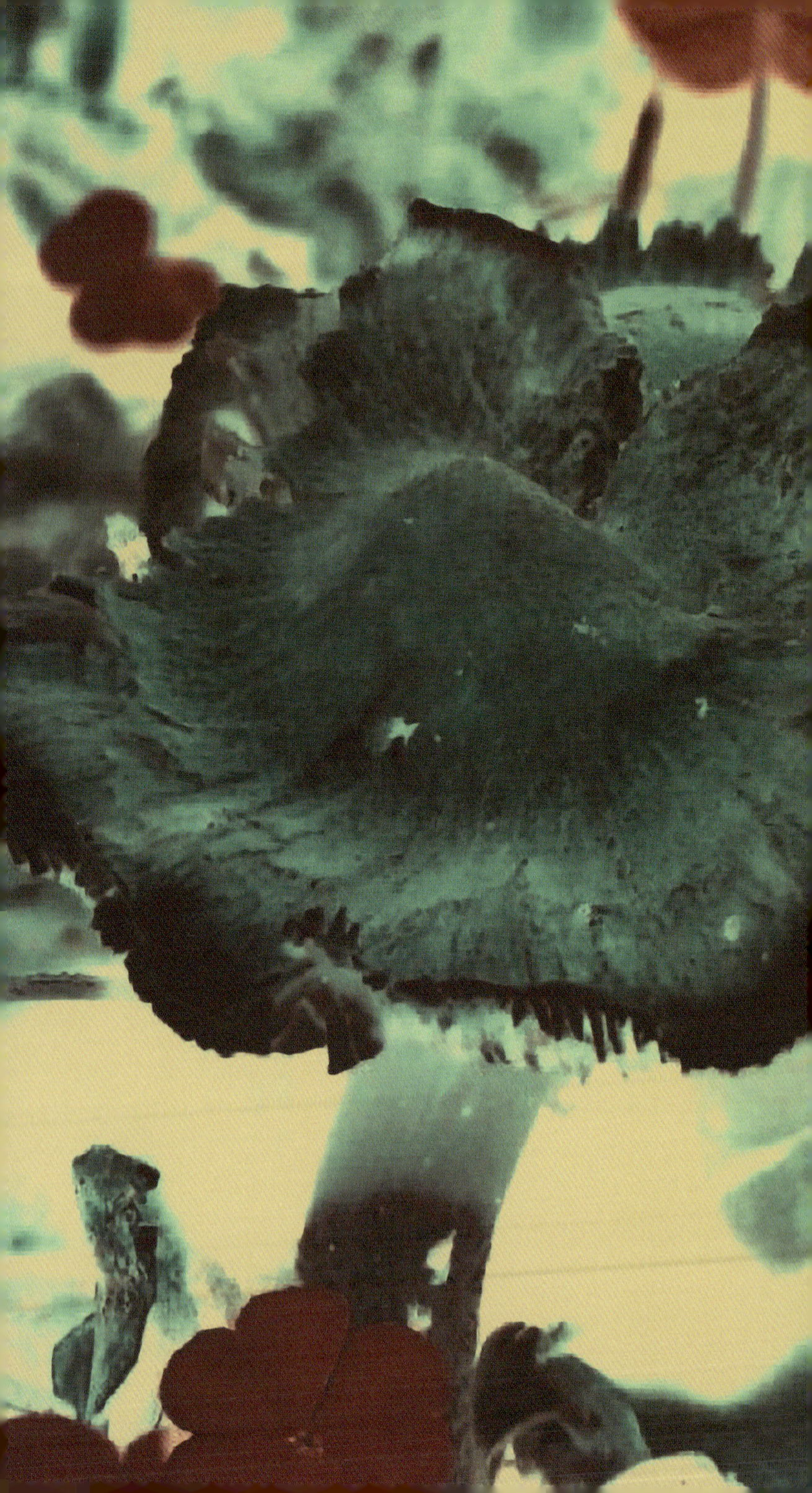

Die Gattung Inocybe

Inocybe aeruginascens

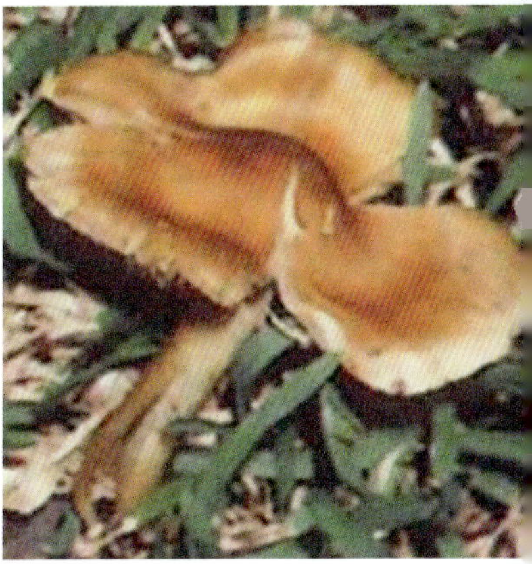

Abb. 28: *Inocybe aeruginascens*

Am 15. Juni 1965 beobachtete I. Ferencz Fruchtkörper aus der großen Gattung *Inocybe* (Risspilze) in Osca im Gebiet um Pest, Ungarn, die sich keiner bekannten Art zuordnen ließen. Im selben Jahr fanden auch andere Mykologen an verschiedenen Orten in Ungarn diese Pilze oft in großen Mengen. Nach weiteren Jahren der Ausbreitung wurde sie schließlich als **neue Art** bestimmt: *Inocybe aeruginascens* Babos. (Abb. 29).

Die Pilze wiesen grünliche bis blaue Verfärbungen auf und 1985 konnten 17 große Standorte in Ungarn benannt werden (1). In der heutigen Zeit sind die Pilze die häufigste Art auf den Sandböden um die Hauptstadt Budapest.

Die Spezies fruktifiziert in einzelnen Fruchtkörpern, meist aber in großen Gruppen auf Sandböden bei Pappeln, wobei aber auch andere Bäume wie Linden, Eichen und Birken besiedelt sein können. Die Pilze erscheinen jedes Jahr ab Mai am Standort, wenn längere Regenfälle den Sandboden chronisch feucht halten. Bis in den frühen Herbst hinein kann die Art gefunden werden.

1975 fand R. Kaspar die *Inocybe aeruginascens* in Berlin (49). Die weißliche Stiele zeigten mehr oder weniger grünliche Verfärbungen bei Druck, die sich dann nach längerer Zeit auch bläulich verfärbten. Auch im Alter verfärbten sich einige Pilze spontan blau. Wurden die Fruchtkörper längs aufgeschnitten, verfärbten sie auch blau, genau wie die Pilze beim Lagern über Nacht im Kühlschrank oder beim kurzen Eintauchen der Stiele in heißes Wasser (1).

Im Gegensatz zu den Behauptungen in einem Buch aus den USA (2) zeigen die Pilze keinen unangenehmen Geruch oder Geschmack, wie an einer großen Anzahl einheimischer oder ungarischer Fruchtkörper nachgewiesen werden konnte (1, 49, 50). Umfangreichere Untersuchungen zeigten, dass die Pilze schon seit 1965 um Berlin wuchsen und sich getrocknet in einem Arboretum fanden, gekennzeichnet als eine andere, schon bekannte Art.

Etwa 160 Arten der umfangreichen Gattung *Inocybe* findet man in Europa, wenngleich die einzelne Differenzierung oft Schwierigkeiten bereitet. So findet die Gattung auch nur wenig Interesse bei Mykologen. Die Pilze sind Teil einer großen Gruppe von Pilzen aus mehreren Gattungen, die in Nordamerika »kleine braune Pilze« genannt werden (LBM; little brown mushrooms).

Diese sind oft unauffällig und meist auch schwer differenzierbar. Zu dieser Gruppe gehören auch die Arten der Gattungen *Psilocybe* und *Panaeolus.*

Im Jahre 1983 erregte die *Inocybe aeruginascens* (Grünlich verfärbender Risspilz) schlagartig das Interesse von Naturstoffchemikern und Klinikern, als G. Drewitz (1921–2001) über mysteriöse **Intoxikationen** berichtete, die sich im Juni 1980 in und um Potsdam zugetragen hatten (50).

Sehr viele Arten der Gattung *Inocybe* bilden das Pilzgift Muscarin (Abb. 6) und bewirken ernste parasympathikomimetische Symptome wie Pupillenverengung (Miosis) und Speichelfluss (Salivation) sowie mitunter den Tod, wie schon Anfang des 20. Jahrhunderts dokumentiert wurde (1).

Basierend auf den ungewöhnlichen **Vergiftungen** mit farbigen Illusionen und Visionen, räumlichen Verzerrungen, Leichtigkeitsgefühlen und Euphorie mit einem folgenlosen Abklingen nach mehreren Stunden, postulierte Drewitz, dass Psilocybin oder verwandte Stoffe in den Pilzen enthalten sind. Eine fruchtbare Zusammenarbeit über viele Jahre begann, und ich konnte diese Arbeitshypothese in vollem Umfang bestätigen (Tabellen 23–26) (53–57).

Bis 1986 häuften sich die Intoxikationsfälle, 22 Personen verwechselten in jedem Fall die Pilze mit dem essbaren Nelkenschwindling (*Marasmius oreades* (Bolt & Fr.) Fr.), der teilweise in großen Hexenringen ähnliche Standorte besiedelt. Bei näherer Betrachtung sind, abgesehen von der Größe, diese beiden Arten kaum ähnlich, wie es bei solchen Verwechslungen typisch ist.

Die *Inocybe aeruginascens* bildet wie alle Pilze aus dieser Gattung eine **Mykorrhiza** aus, die zum Beispiel auch bei den essbaren Röhrlingen auftritt. Es besteht eine innige Verbindung zu Baumwurzeln, von der beide Partner profitieren, sei es bei der Nährstoff- und Wasseraufnahme und dem Austausch von Wachstumshormonen.

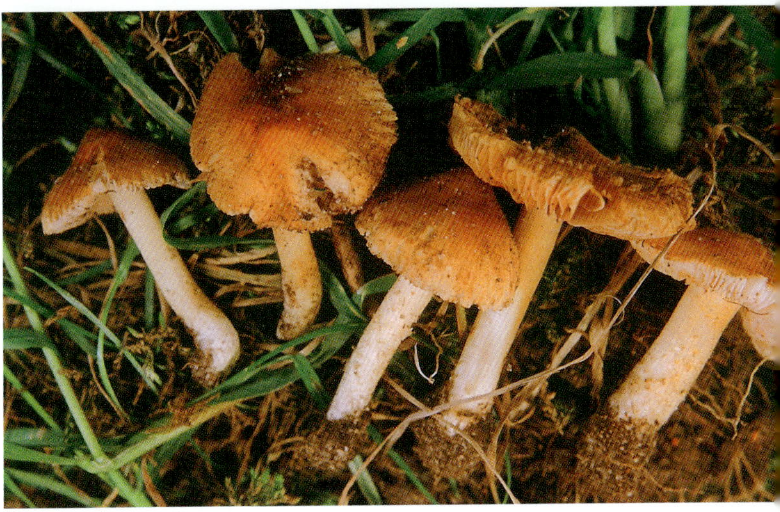

Abb. 29: *Inocybe aeruginascens*

So wachsen die Pilze im Wurzelbereich, der allerdings bei großen Bäumen über einige Meter reicht. Das ist auch der Grund, dass die Pilze in den Zeiten der maximalen biochemischen Aktivität der Bäume von Mai bis in den frühen Herbst wachsen. Die *Psilocybe*-Arten vom späteren Herbst wachsen in dieser Zeit, weil hier Substrate wie Hölzchen oder Rohhumus anfallen, die dann sofort durch Sporenkeimung besiedelt werden können.

Meine eigenen Untersuchungen umfassten Extrakte aus Hunderten von Pilzen, die in Ungarn und Deutschland in den Jahren von 1967 bis 1998 gesammelt worden waren. Die Resultate wurden zuerst im Februar 1985 veröffentlicht, weitere Informationen wurden danach bekannt (52–56).

Später wurde der Psilocybingehalt von anderen Arbeitsgruppen bestätigt, was für das große Interesse an psychoaktiven Arten spricht, auch wenn die botanische Identität und Herkunft teilweise unklar blieben und nie das neue und auffällige Alkaloid erwähnt wurde (1)!

Vor dieser Entdeckung der Wirkstoffe wurde in etwa der Hälfte aller *Inocybe*-Arten **Muscarin** nachgewiesen. Jedoch konnten in meinen eigenen Arbeiten in allen Entwicklungsstadien der Pilze von Deutschland und Ungarn nicht einmal Spuren des Muscarins neben den Indolverbindungen nachgewiesen werden (54).

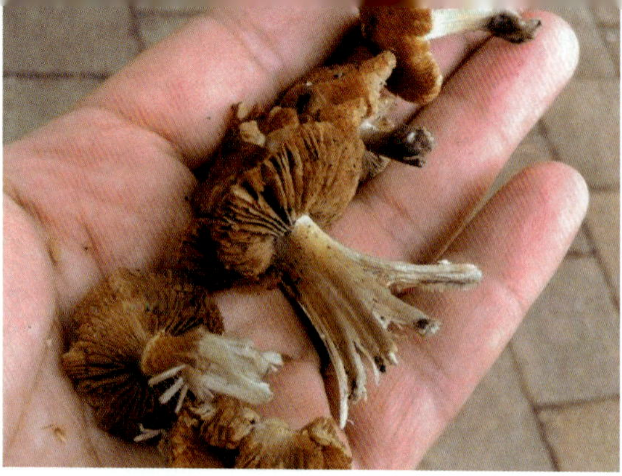

Abb. 30: *Inocybe aeruginascens*

Trotz der Herkunft der Pilze aus verschiedenen Ländern und Standorten variierte die Menge an Alkaloiden nicht sehr stark (Tabellen 23–26) (55– 57). Auch bei längerer Lagerung der Trockenpilze zersetzten sich nur wenig Wirkstoffe (1).

Die Psilocybinmengen in den Pilzen von *locybe aeruginascens* sind vergleichbar mit denen von *Psilocybe natalensis* und *Psilocybe samuiensis*. Eine Besonderheit bei der Analyse der *Inocybe*-Art war, dass das Baeocystin in Mengen enthalten ist, die vergleichbar mit Psilocybin sind, und dass Psilocin keinerlei Rolle spielt (Tabellen 23–26).

Eine echte Sensation hatte es dann 1984 gegeben, als ein neues Indolalkaloid nachgewiesen werden konnte, das in keiner anderen psychoaktiven Art vorkommt (1, 51). 1989 benannte ich die Substanz als **Aeruginascin** (57).

Die Substanz ist in Wasser und polaren organischen Lösungsmitteln wie Methanol löslich, ähnlich wie Psilocybin und Baeocystin. Auch das **chromatographische Verhalten** von Aeruginascin weist eine große Ähnlichkeit zu diesen beiden Substanzen auf, was auch eine Analogie bei den Strukturen vermuten ließ. Wir fanden, dass im Molekül des Aeruginascin lediglich eine Methylgruppe mehr als im Psilocybin enthalten ist (Abb. 6) (58).

Das Aeruginascin als Trimethylammonium-Derivat des Psilocybins war auch in der Literatur noch unbekannt und konnte von uns nach der Extraktion zusätzlich rein chemisch aus Baeocystin synthetisiert werden.

Die Konzentration von Aeruginascin in *Inocybe aeruginascens* ist hoch und vergleichbar mit denen der anderen Indolalkaloide (Tabellen 23–26). Es kommt in jedem Pilz vor, und die Analyse des getrockneten Materials zeigt als »Fingerabdruck« der *Inocybe*-Art zuverlässig alle drei Indolalkaloide an.

Es erscheint sehr wahrscheinlich, dass die differente und einzigartige Biochemie in dieser Art aus der Mykorrhiza resultiert.

Alle anderen besprochenen Arten sind **Saprophyten**, die die Fähigkeit besitzen, Holz, Dung, Grasreste und Rohhumus zu zersetzen, indem sie die entsprechenden Enzyme bilden. Hier taucht natürlich die interessante Frage auf, ob das Aeruginascin etwas zu den psychoaktiven Wirkungen der Pilzart beiträgt.

Es war sehr bemerkenswert, dass alle Fälle von unfreiwilligen Intoxikationen mit dieser Pilzart, einschließlich einer kollektiven Erfahrung, die sieben Personen einer Familie mit einer Pilzsuppe machten, neben den Visionen **nur euphorische Zustände** zeigten (1). Völlig untypisch ist, dass bei unfreiwilligen Intoxikationen mit *Inocybe* trotz des Wissens um potenziell tödliche Pilzvergiftungen (»Set«) und trotz eventuell ungeeigneter Alltagsbedingungen (»Setting«) immer eine Euphorie erzeugt wird. Dagegen wurden bei *Psilocybe cyanescens* in Leipzig neben den starken Visionen ausgesprochen **dysphorische Wirkungen** mit Panik beobachtet, die allerdings folgenlos blieben. Umfassende Studien sollten in Zukunft die psychoaktiven Wirkungen des Aeruginascins sowie dessen potenzielle Erzeugung von Euphorie und weitere potenzielle Wirkungen untersuchen.

Die **Sporen** der *Inocybe* keimten schnell auf 4% bis 7,5% Malzagar. Das **Myzel** wuchs schnell und bildete eine große Menge blaugrüner kleiner Sklerotien (59). Psilocybin konnte im getrockneten Myzel mit Sklerotien in kleinen Mengen von 0,01 bis 0,1% nachgewiesen werden. Es war bemerkenswert, dass keine weiteren Alkaloide gebildet wurden. Das Myzel degenerierte schnell, was wahrscheinlich aus dem Fehlen der Mykorrhiza resultierte.

Schließlich konnten wir bei umfangreichen phylogenetischen DNA-Analysen von Arten der Risspilze einschließlich von *Inocybe aeruginascens* nachweisen, dass das Muscarin erstmals vor etwa 60 Millionen Jahren in der Gattung *Inocybe* auftauchte (60). Das Psilocybin erschien danach vor 10 bis 20 Millionen Jahren in anderen Arten, aber völlig unabhängig von diesen biochemischen Abläufen.

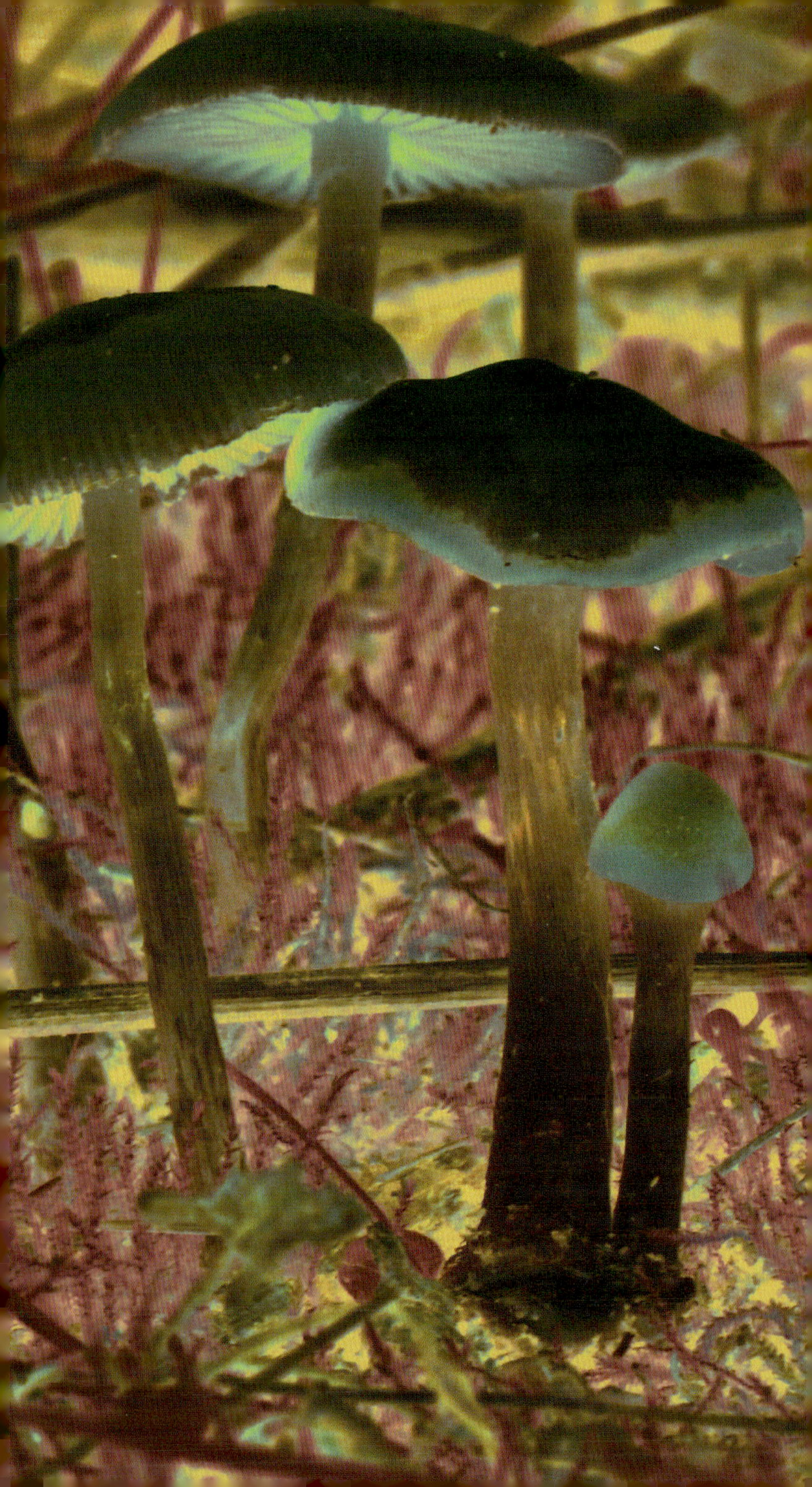

Zusammenfassung und Perspektiven

Mittlerweile ist es sehr wahrscheinlich, dass die wichtigsten psychoaktiven Arten in Europa schon gut bekannt sind. Allerdings gibt es Überraschungen, wie die neu bestimmte Art *Psilocybe germanica* zeigt. Ihre geographische Verbreitung und Ausbreitungstendenzen sind jedoch noch kaum bekannt. Der sarkastische Satz: »Die Pilze sind dort häufig, wo auch die Mykologen häufig sind« trifft hier besonders zu. Verbreitungskarten für unterschiedlichste Pilze zeigen sehr deutlich den Einzugsbereich der Erforscher, die aber heute wenigstens mobiler sind als früher.

Nun ist die **Verbreitung der psychoaktiven Pilze** noch komplizierter, weil die meisten Mykologen immer so tun, als ob sie diese Arten noch nie gefunden haben. Man scheut einfach das Thema, als ob deren Psychoaktivität irgendwie schlecht abfärben könnte und den Ruf der Finder ruinierte.

Unwissenschaftlicher geht es nicht. So gibt es hier keine verlässlichen Verbreitungskarten, und die Überraschung ist riesig, wenn plötzlich auf Mulch Hunderte Pilze stehen, oft in Zeiten, wenn kaum noch andere Arten wachsen. Die Holzbewohner machen so immer wieder spektakulär auf sich aufmerksam, ihre tatsächliche Ausbreitung ist nicht bekannt. Die Tendenzen zur Verbreitung sind aber sehr deutlich. Noch weniger bekannt ist das Vorkommen der Arten außerhalb der Gattung *Psilocybe*.

Es gibt einige Kontroversen über die taxonomische Stellung und Abtrennung der *Psilocybe bohemica* (1). Nach meiner Feldforschung zusammen mit führenden tschechischen Mykologen ist die Art aber ganz eindeutig abtrennbar, noch dadurch bestärkt, dass hier nur Psilocybin als Hauptalkaloid gefunden wird, neben Spuren der anderen Verbindungen.

Baeocystin erscheint in größeren Mengen in Pilzen der gemäßigten Zone und weniger in Arten der Tropen. Eigentlich ist die Verbreitung dieses Nebenalkaloids in den klassischen mexikanischen Spezies kaum erforscht, weil die meisten Pilze seit den 50er Jahren nicht wieder untersucht worden sind.

Es gibt vielleicht noch vier weitere *Inocybe*-Arten, die die Alkaloide bilden, im Wald wachsen und extrem selten sind (1). Sie zeigen meist nur schwache, grünliche bis blaue Verfärbungen und enthielten bei vereinzelten Analysen sehr wenig Psilocybin (0,01 % bis 0,1 % in den Trockenmassen (1). So wurden auch bisher keine Intoxikationen beschrieben.

Es wäre interessant und wichtig zu wissen, ob auch diese Mykorrhiza-Arten wenigstens in Spuren das **Aeruginascin** bilden. Bereits 1909 beschrieb Murrill aus New York eine »Inocybe infida«, einen Pilz mit »narkotischer Wirkung«. Im Jahre 1911 benannte Ford »Inocybe infelix«, ebenfalls aus den USA, die gleichsam seltsame Effekte ohne Muscarinvergiftung induzierte (1).

Diese alten Berichte zeigen, dass auch in Nordamerika psychoaktive *Inocybe*-Arten existieren, die unbedingt aufgefunden und untersucht werden müssen. Vielleicht wächst dort ebenfalls *Inocybe aeruginascens*? Jedenfalls beziehen sich die irrtümlichen Aussagen zur *Inocybe*-Art aus Nordamerika (2) nicht auf Funde von dort, sondern nur auf die europäischen Aufsammlungen von *Inocybe aeruginascens.*

Die Chancen, neue psychoaktive Pilzarten zu finden, dürften außerhalb Europas noch weit größer sein als auf unserem recht gut erforschten Kontinent. Viele Gebiete haben noch nie mykologische Forschung erfahren, was auch unser Fund der *Psilocybe natalensis* beweist, der auf völlig unerforschtem Terrain stattfand. Die mykologische Literatur enthält auch gelegentlich verschiedene, sehr seltene Arten oder »fragwürdige« Funde, die eine blaue Verfärbung zeigten. Solche sehr seltenen Aufsammlungen wurden in die Gattungen *Mycena* (Helmling) und *Pluteus* eingeordnet. Sensationelle Entdeckungen liegen auch dann vor, wenn Psilocybin außerhalb der Blätterpilze (*Agaricales*) gefunden wird.

Wir haben *Psilocybe cubensis* in vielen physiologischen Experimenten getestet, weil die Art leicht als Myzel kultiviert werden kann und dann schnell unter sterilen Bedingungen fruktifiziert.

So waren wir die ersten Forscher, die den Einfluss neuer **Pflanzenhormone** auf die Kultur der *Psilocybe cubensis* getestet haben. Diese Brassinosteroide haben an sich nach heutigem Wissen nichts mit dem pilzlichen Stoffwechsel zu tun. Trotzdem fanden wir, dass die Myzelien von *Psilocybe*-Arten schneller fruktifizieren als ohne Zusatz des Hormons (61).

Bei diesen Experimenten wuchs das Myzel auf Agar zwei- bis dreimal schneller als ohne Zusatz. Das Myzel fruktifizierte nach Zugabe des Hormons bereits nach drei bis dreieinhalb Wochen,

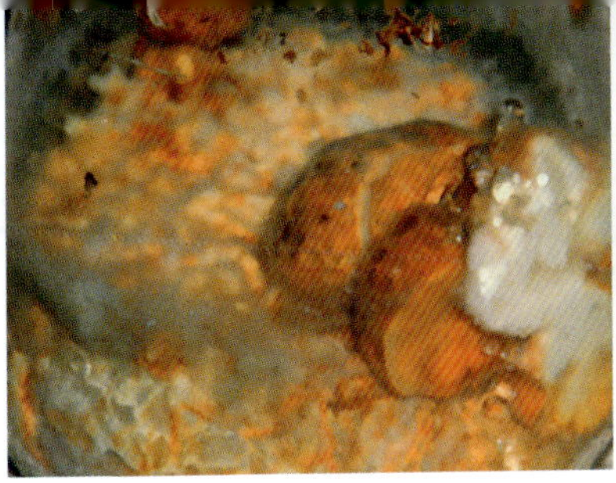

Abb. 31: Sklerotien der *Psilocybe mexicana*

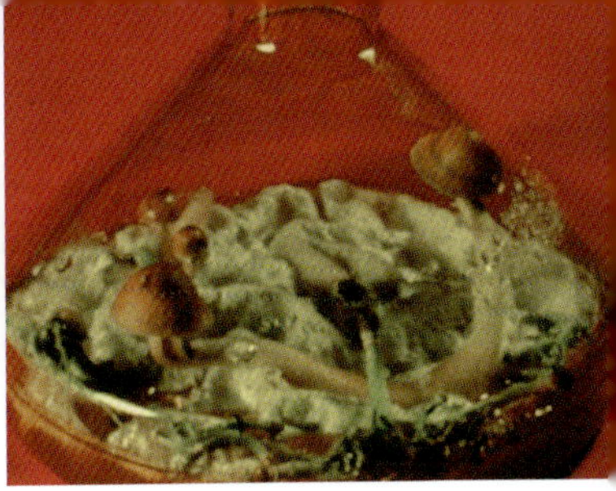

Abb. 32: *Psilocybe cubensis* auf Malzextaktlösungen

während sonst erst nach vier bis fünf Wochen die Pilzbildung erfolgt (61). Auch wurde durch das Pflanzenhormon weitaus mehr Biomasse erzeugt als ohne Zusatz (61). In Zukunft sollten auch andere Hormone in Myzelkulturen von *Psilocybe* und anderer Gattungen auf die Beeinflussung des Wachstums und der Pilzbildung getestet werden.

Während dieser Experimente war es möglich, die Bildung des Psilocybins und Psilocins durch hohe Mengen an Phosphat komplett zu hemmen (62). Auf neuen Nährböden ohne Phosphatzusatz wurden die Alkaloide dann wieder gebildet, was auf eine reversible Hemmung hinweist. Im Falle der ***Psilocybe mexicana*** bildeten sich vorzugsweise im Dunkeln nach drei bis zwölf Wochen Sklerotien, sowohl auf Lösungen von Malzextrakt als auch auf Reiskörnern oder ***Lolium***-Samen (Grassamen) (Abb. 26). Die Akkumulation der Indolalkaloide in Sklerotien waren ähnlich den Mengen in Pilzen der ***Psilocybe samuiensis*** und ***Psilocybe natalensis*** (Tabelle 27) (24).

Die **Kultivierung von Sklerotien** hat eine große Zukunft bei physiologischen Experimenten, da sie sich im sterilen Milieu einfach bilden und keine weiteren Aktivitäten wie Einstellung einer speziellen Luftfeuchte oder eine Deckschicht benötigen.

Im Gegensatz zur genauen Einhaltung einer Erntezeit der leicht vergänglichen Pilze ist die Kulturzeit der Sklerotien im sterilem Milieu weitaus variabler, da sie Dauerformen mit etwa 70 % Wassergehalt sind. Die Pilze enthalten etwa 90 % Wasser und werden dann durch die eigenen Enzyme zersetzt. Bei der Bildung von Sklerotien oder Pilzen aus dem Myzel mit seinem geringen Alkaloidgehalt findet erst dann die Hauptsynthese an Psilocybin und Psilocin statt (Abb. 32) (24, 63, 64).

Es gibt interessante Perspektiven zur **Synthese neuer Indolalkaloide** mittels Pilzkulturen. Die Studien zur Biosynthese des Psilocybins zeigten, dass die natürliche Aminosäure Tryptophan die Vorstufe darstellt (1).

Das **Tryptamin** ist der zweite Schritt bei der Bildung der Alkaloide, direkt enzymatisch aus Tryptophan im Myzel gebildet, das dann weiter reagiert (1, 65).

Ich habe in eigenen Experimenten herausgefunden, dass man das synthetische Tryptamin in größeren Mengen den Pilzkulturen direkt zusetzen kann, da es Myzelien nicht abtötet (65). Auch konnte ich nachweisen, dass dieser zugesetzte Stoff direkt zu den Alkaloiden biotransformiert wird (65).

Die nach der **Biotransformation des Tryptamins** erhaltenen Pilze enthielten im Gegensatz zu den normalen Fruchtkörpern ohne Zusatz nur geringe Mengen an Psilocybin (0,01 bis 0,2 %), aber zusätzlich die höchsten, bisher gemessenen Konzentrationen an Psilocin, bis zu 3,3 % in den Trockenmassen (65) (Tabelle 28)!
Das bei diesen Versuchen fehlende Baeocystin weist darauf hin, dass hier das Tryptamin direkt durch die Reaktionen Methylierung und Hydroxylierung ohne Umwege zu Psilocin verwandelt wird (gezielte Biosynthese).

Die Experimente führten zu weiteren interessanten Reaktionen, die eine große Zukunft haben werden. Myzelkulturen von *Psilocybe*-Arten haben eine große Fähigkeit, auch **synthetische Tryptamine** aus dem Labor, die in der Natur nicht vorkommen, zu transformieren und so biotechnologisch neue Stoffe herzustellen. Das Faszinierende an diesen Reaktionen ist, dass dann Psilocybin und Psilocin nicht mehr gebildet werden. Wie beim Phosphatzusatz reagieren beim Weglassen der Tryptaminabkömmlinge die Myzelien wie vorher und bilden wieder die normalen Alkaloide.

Am interessantesten war, als das synthetische **N,N-Diethyltryptamin** (DET), das selbst eine psychoaktive Verbindung darstellt, den Kulturen von *Psilocybe cubensis* zugesetzt wurde (66) (Abb. 33).
In dieser Verbindung ist der Stickstoff in der Seitenkette bereits durch zwei Ethylgruppen blockiert. So können die zwei ursprünglichen Methylgruppen des Psilocins nicht mehr biochemisch angehängt werden. Die Reaktion war der erste erfolgreiche Versuch einer direkten Synthese künstlicher Tryptamine in höheren Pilzen, hier sogar als Bildung neuer psychoaktiver Wirkstoffe.

Die Biotransformation führte zur Akkumulation der beiden **Ethylanaloge von Psilocybin und Psilocin.** Sie wurden beide in den klassischen Arbeiten von A. Hofmann bereits rein chemisch synthetisiert und wirken etwa drei Stunden psychoaktiv, im Gegensatz zu den fünf bis sechs Stunden beim Psilocin (66). Die Pilze enthielten keine weiteren Indolverbindungen wie Psilocin und Psilocybin und verfärbten sich durch die Oxydation der neuen Wirkstoffe jetzt langsam bläulich grün und nicht mehr blau bis sogar schwarzblau (66).

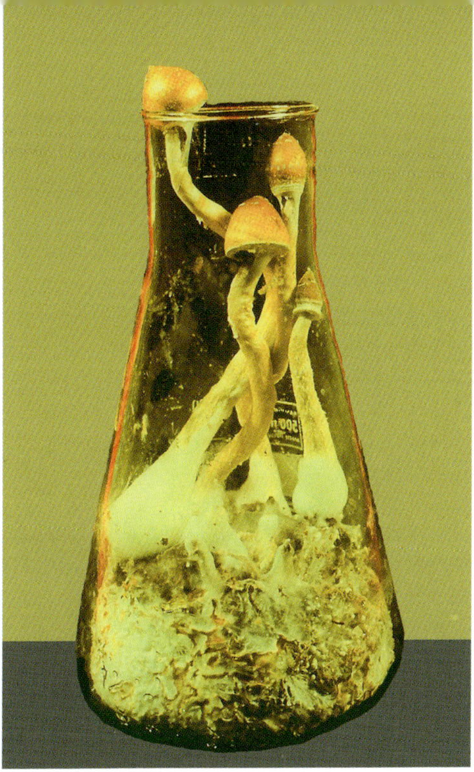

Abb. 33:
Biotransformation
in *Psilocybe cubensis*

Die Analysen der Genome sind sehr modern und können bei vielen Anwendungen erfolgreich sein, so beim Studium verschiedenster Organismen wie auch beim Menschen. Wie schon erwähnt, haben wir sie auch zur Entschlüsselung der Entwicklungsgeschichte der Wirkstoffe in *Inocybe*-Arten mit Erfolg angewendet (68). Bis heute erscheint die **In-vivo-Synthese** in Sklerotien und Pilzen als beste Methode, Psilocybin für pharmazeutische und medizinische Zwecke zu herzustellen (1, 69).

Nach 50 Jahren weitgehendem Forschungsstillstand erhält Psilocybin heute endlich wieder die gebotene medizinische Aufmerksamkeit, und langsam wird wieder das Spektrum bekannt, innerhalb dessen es angewendet werden kann. Klinische Studien zeigen eine positive Beeinflussung von Clusterkopfschmerz, tiefen Ängsten bei lebensbedrohlichen Krebserkrankungen, Depressionen, stofflichen Abhängigkeiten und von Zwangskrankheiten (69–76). Diese Erfolge schließen an die Behandlungen um 1960 an, als die Sandoz

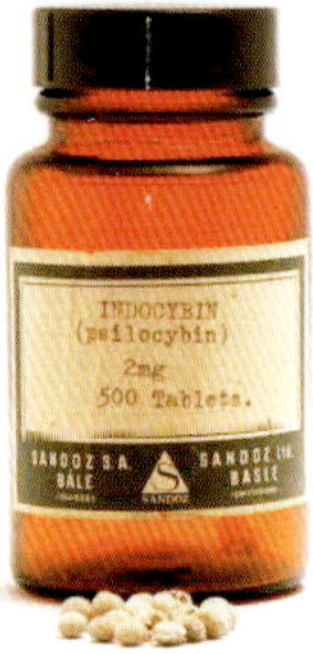

Abb. 34: Indocybin

AG für die ärztliche Behandlung das Psilocybin als »Indocybin« in Kapseln von je 2 mg in den Handel brachte (Abb. 34).

Schließlich kann auch die zukünftige ethnopharmakologische Forschung noch interessante Resultate erbringen. Es gibt Berichte, dass unter dem Namen »Narrenschwämme« solche Arten in der Volksmedizin in Osteuropa bekannt und auch benutzt wurden (1). Aus Katalonien und Norditalien gibt es ebenfalls Hinweise über die Kenntnisse psychoaktiver Arten.

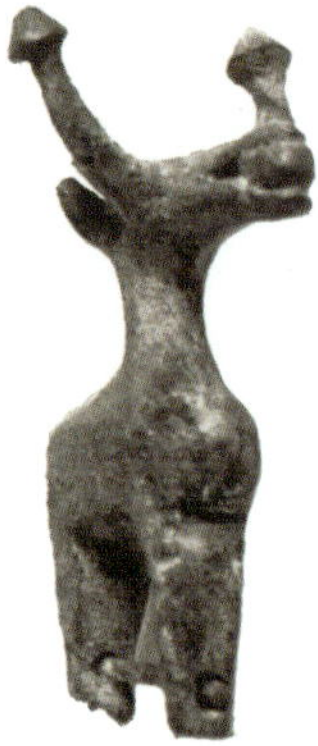
Abb. 35: Keltischer Feuerbock

In vielen keltischen Gräbern, die über 2000 Jahre alt sind, findet man große metallische »Feuerböcke«, die vielleicht tatsächlich zur Verbrennung dienten oder nur symbolischen Charakter hatten (77–81). Die Enden münden in Rinderköpfen, die je zwei Hörner tragen, welche perfekte Pilze abbilden. Selten sind es auch Darstellungen von Vogelköpfen, die ebenfalls zwei pilzliche Hörner tragen. Man findet diese Darstellungen in Großbritannien, Frankreich, Belgien und Süddeutschland, vielleicht auch noch in weiteren Gebieten.

Die Assoziation von Rind und Pilz ist im Falle der *Psilocybe semilanceata* sehr schlüssig, da diese Art überall in diesen Landschaften üppig wächst. Die potente Spezies kommt besonders häufig in Großbritannien vor, und in Analogie zu den Vögeln werden häufig nach Einnahme der Pilze auch Sensationen des Fliegens beobachtet (1). In Mexiko werden die Pilze seit Urzeiten in Paaren verwendet, wahrscheinlich als Symbol der Kombination männlicher und weiblicher Elemente (69).

Aus der ethnopharmakologischen Forschung rund um die Welt ist bekannt, dass Gesellschaften alle psychoaktiven Pflanzen und Pilze in ihrem Umfeld erkennen und schließlich auch verwenden, auch wenn dieses Wissen durch gesellschafliche Veränderungen zeitweise wieder verloren gehen kann (69).

Anhang

Tabellen

Tabelle 1: Durchschnittlicher Gehalt an Psilocybin in Trockenmassen der *Psilocybe semilanceata*	
Herkunft	Psilocybin (%)
1. Dübener Heide, Ostdeutschland	0,96
2. Prag, Tschechische Republik	1,05
3. Norwegen	0,95
4. Pazifischer Nordwesten, USA	0,93
5. Holland	0,97

Tabelle 2: Alkaloidgehalt einzelner Pilze einer Lokalität in der Dübener Heide		
Trockenmasse (mg)	Psilocybin (%)	Baeocystin (%)
18	1,25	0,34
30	0,96	0,21
70	0,72	0,19
85	0,90	0,10

Tabelle 3: Psilocybin- und Baeocystin-Gehalt in kultivierten Pilzen der *Psilocybe semilanceata*		
Fruktifikationswelle	Psilocybin (%)	Baeocystin (% Trockenmasse)
1	1,02	0,21
2	0,82	0,23
3	0,97	0,15
4	0,90	0,14
5	0,99	0,19

Tabelle 4: Indolderivate in kultivierten Pilzen der *Psilocybe samuiensis*			
Fruchtkörper	Psilocybin (%)	Psilocin (%)	Baeocystin (%Trockenmasse)
1	0,58	0,34	0,02
2	0,43	0,21	0,03
3	0,36	0,52	0,06
4	0,47	0,31	0,04
5	0,62	0,23	0,05
6	0,73	0,25	0,03

Tabelle 5: Indolderivate in trockenen Fruchtkörpern der *Psilocybe natalensis*				
Probe	Trockenmasse (g)	Psilocybin (%)	Psilocin (%)	Baeocystin(%)
1	0,058	0,60	0,21	0,04
2	0,102	0,52	0,20	0,03
3	0,152	0,46	0,18	0,02
4	0,268	0,38	0,20	0,02
5	0,251	0,39	0,18	0,03
6	0,348	0,29	0,17	0,01
7	0,392	0,25	0,15	0,01
8	0,421	0,18	0,10	0,01

Tabelle 6: Indolderivate in getrockneten Fruchtkörpern (fb) von *Psilocybe bohemica*					
Probe	Masse (mg)	Teil der Pilze	Psilocybin (%)	Psilocin (%)	Baeocystin (%)
1	25	fb	0,96	0,02	0,03
2	31	fb	1,34	-	0,01
3	80	fb	0,29	-	0,01
4	86	fb	1,12	-	0,02
5	103	fb	0,50	-	0,03
6	147	fb	0,49	-	0,01
7	170	fb	0,27	0,01	0,01
8	175	fb	0,90	-	0,01
9	200	fb	0,71	0,01	0,02
10	220	fb	0,37	-	0,01
11	222	Hut	0,31	-	0,03
		Stiel	0,20	-	0,01
12	240	Hut	1,02	-	0,03
		Stiel	0,50	-	0,01
13	385	Hut	0.56	-	0,02
		Stiel	0.48	-	0,01

Tabelle 7: Analyseergebnisse bei getrockneten Pilzen der ***Psilocybe cyanescens*** aus den USA (Proben 1–5: 1984, 6–10: 1992, 11–15: 1993)			
Probe	Psilocybin (%)	Psilocin (%)	Baeocystin (%)
1	0,72	0,93	0,03
2	0,52	0,23	0,03
3	0,41	0,32	0,02
4	0,83	0,41	0,04
5	0,98	0,28	0,01
6	0,88	0,65	0,02
7	0,68	0,75	0,04
8	0,78	0,62	0,02
9	0,55	0,71	0,05
10	0,41	0,62	0,04
11	0,38	0,58	0,03
12	0,59	0,72	0,02
13	0,69	0,68	0,01
14	0,78	0,71	0,02
15	0,48	0,91	0,02

Tabelle 8: Variation von Psilocybin, Baeocystin und Psilocin in kultivierten Pilzen der ***Psilocybe cyanescens*** als Funktion der Fruktifikationswellen			
Pilzwelle	Psilocybin (%)	Psilocin (%)	Baeocystin (%)
1	0,68	0,72	0,03
2	0,51	0,63	0,02
3	0,81	0,41	0,02
4	0,62	0,33	0,01

Tabelle 9: Gehalt an Alkaloiden in natürlich gewachsenen Pilzen der *Psilocybe azurescens* von Tillamock, Oregon, USA, Oktober 1989				
Probe	Trockenmasse (mg)	Psilocybin (%)	Psilocin (%)	Baeocystin(%)
1	50	1,71	0,34	0,41
2	101	1,68	0,28	0,38
3	167	1,56	0,30	0,32
4	213	1,51	0,31	0,28
5	270	1,40	0,28	0,19
6	317	1,29	0,26	0,27
7	450	1,20	0,25	0,31

Tabelle 10: Indolalkaloide in naturalisierten, kultivierten Pilzen der *Psilocybe azurescens*, von Astoria, Oregon, USA, Oktober, 1990				
Probe	Trockenmasse (mg)	Psilocybin (%)	Psilocin (%)	Baeocystin(%)
1	62	1,78	0,38	0,35
2	123	1,75	0,39	0,36
3	170	1,58	0,34	0,37
4	224	1,43	0,28	0,31
5	331	1,18	0,19	0,25
6	472	1,20	0,20	0,21

Tabelle 11: Vergleich der Alkaloidmengen in *Psilocybe azurescens* aus Deutschland (A) und den USA (B)				
Probe	Trockenmasse (g)	Psilocybin (%)	Psilocin(%)	Baeocystin(%)
1 A	156	1,62	0,42	0,38
B	165	1,72	0,38	0,39
2 A	213	1,56	0,32	0,28
B	233	1,62	0.25	0,24
3 A	312	1,43	0,26	0,31
B	341	1,32	0,25	0,35
4 A	412	1,17	0,31	0,31
B	403	1,21	0,38	0,28
5 A	450	1,19	0,36	0,24
B	465	1,24	0,24	0,30

Tabelle 12: Vergleich der gemeinsamen Analyse von Pilzen aus Oregon (Sample 1, 2) und Deutschland (Sample 3–9), % Trockenmasse			
Probe	Psilocybin	Psilocin	Baeocystin
1	1,62	0,24	0,34
2	1,54	0,21	0,28
3	1,42	0,32	0,37
4	1,35	0,20	0,32
5	1,29	0,28	0,25
6	1,56	0,27	0,34
7	1,39	0,11	0,25
8	1,33	0,29	0,18
9	1,55	0,50	0,34

Tabelle 13: Variation der Alkaloidmengen im Myzel von *Psilocybe azurescens* in Abhängigkeit von der Konzentration von Malzextrakt in verfestigtem Agar (1,5 % Agar) nach drei Wochen Kultivierung (%Trockenmasse)			
Malzextrakt (%)	Psilocybin	Psilocin	Baeocystin
1	0,31	0,12	0,12
2	0,25	0,09	0,08
3	0,28	0,08	0,05
4	0,27	0,04	0,03
5	0,25	0,02	-
6	0,18	-	-
8	0,05	-	-
10	-	-	-

Tabelle 14: Mengen an Indolalkaloiden in Pilzen der *Psilocybe germanica* (% Trockenmasse)			
Probe	Psilocybin	Psilocin	Baeocystin
1	0,82	-	0,15
2	0,90	-	0,11
3	0,76	-	0,18
4	0,66	-	0,21
5	1,12	-	0,30

Tabelle 15: Resultate der Analyse von *Conocybe cyanopus* (% Trockenmasse)			
Trockenmasse (mg)	Psilocybin	Baeocystin	Psilocin
5	0,84	0,15	-
6	0,73	0,12	-
7	1,01	0,20	-
10	0,91	0,16	-
12	0,89	0,14	-

Tabelle 16: Indolderivate und Harnstoff in *Pluteus salicinus* (% Trockenmasse)

Probe	Psilocybin		Baeocystin		Harnstoff	
	Hut	Stiel	Hut	Stiel	Hut	Stiel
1	1,38	0,48	0,05	-	2,50	Spuren
2	1,57	0,71	0,10	-	2,60	-
3	1,57	0,72	0,05	-	2,60	-
4	1,22	1,14	0,07	-	1,40	
5	1,39	0,64	0,05		2,40	

Tabelle 17: Analyse des *Pluteus salicinus* von der Dübener Heide (1988) (% Trockenmasse)

Probe	Psilocybin	Baeocystin	Harnstoff
1	0,70	0,05	1,10
2	0,35	0,04	0,71
3	0,26	0,03	0,31
4	0,28	0,06	0,05

Tabelle 18: Alkaloide in *Gymnopilus purpuratus* (% Trockenmasse)

Probe	Psilocybin	Psilocin	Baeocystin
1	0,20	0,28	0,05
2	0,31	0,29	0,04
3	0,21	0,20	0,03
4	0,28	0,31	0,04
5	0,33	0,28	0,05

Tabelle 19: Alkaloide in getrockneten kultivierten *Gymnopilus-purpuratus*-Pilzen

Pilzwelle	Psilocybin (%)	Psilocin (%)	Baeocystin (%)
1	0,29	0,21	0,05
2	0,15	0,16	0,04
3	0,21	0,18	0,03
4	0,23	0,20	0,04
5	0,18	0,15	0,01

Tabelle 20: Psilocybin und Baeocystin in *Panaeolus subbalteatus* (%)				
Probe		Trockenmasse (g)	Psilocybin	Baeocystin
1		0,019	0,70	0,46
2		0,021	0,35	0,30
3		0,029	0,70	0,36
4		0,050	0,45	0,22
5		0,065	0,45	0,20
6		0,118	0,20	0,11
7		0,201	0,55	0,16
8		0,215	0,43	0,21
9		0,220	0,32	0,14
10		0,489	0,21	0,08
11	Hut	0,283	0,31	0,18
	Stiel	0,119	0,12	0,07
12	Hut	0,312	0,30	0,21
	Stiel	0,208	0,10	0,10
13	Hut	0,398	0,21	0,11
	Stiel	0,210	0,08	0,05
14	Hut	0,428	0,23	0,12
	Stiel	0,257	0,10	0,06

Tabelle 21: Indolverbindungen und Harnstoff in Pilzen und Myzelien von *Panaeolus subbalteatus* (% Trockenmasse)		
Verbindung	Myzel	Fruchtkörper
Psilocybin	0,07	0,03 (Stiel)–0,70
Baeocystin	-	0,05 (Stiel)–0,46
Serotonin	0,10	0,08 –0,30
Psilocin	-	-
Harnstoff	-	1,8 – 2,3 (nur Hüte)

Tabelle 22: Alkaloide in *Panaeolus cyanescens* von einem Standort aus Hawaii (% Trockenmasse)				
Probe	Psilocybin	Psilocin	Baeocystin	Serotonin
1	0,71	0,52	0,02	0,21
2	0,10	1,09	0,01	0,40
3	0,05	0,03	0,05	0,18
4	0,62	0,12	0,02	0,10
5	1,21	0,52	0,01	0,20
6	0,15	-	0,02	0,39

Tabelle 23: Alkaloide in Pilzen der *Inocybe aeruginascens* (% Trockenmasse), Standort 1

Probe	Trockenmasse (g)	Psilocybin (g)	Baeocystin (g)	Aeruginascin (g)
1	0,058	0,29	0,19	0,18
2	0,102	0,40	0,20	0,21
3	0,103	0,57	0,35	0,28
4	0,110	0,30	0,18	0,19
5	0,112	0,44	0,33	0,20
6	0,198	0,36	0,30	0,25
7	0,200	0,42	0,36	0,30
8	0,202	0,34	0,24	0,26
9	0,218	0,43	0,23	0,25
10	0,220	0,43	0,23	0,25
11	0,290	0,34	0,35	0,28
12	0,310	0,36	0,49	0,25

Tabelle 24: Alkaloide in Hüten und Stielen der *Inocybe aeruginascens* (% Trockenmasse), Standort 1

Probe		Pilz	Psilocybin	Baeocystin	Aeruginascin
1	Hut	0,201	0,45	0,26	0,30
	Stiel	0,101	0,23	0,35	0,20
2	Hut	0,282	0,43	0,31	0,35
	Stiel	0,123	0,43	0,43	0,20
3	Hut	0,320	0,16	0,08	0,25
	Stiel	0,230	0,18	0,08	0,10
4	Hut	0,503	0,84	0,42	0,20
	Stiel	0,237	0,27	0,30	0,31

Tabelle 25: Alkaloide in Pilzen der *Inocybe aeruginascens* (% Trockenmasse), Standort 2

Probe	(g)	Psilocybin	Baeocystin	Aeruginascin
1	0,110	0,40	0,15	0,21
2	0,188	0,26	0,24	0,18
3	0,220	0,23	0,22	0,17
4	0,221	0,50	0,25	0,31
5	0,228	0,16	0,20	0,11

Tabelle 26: Analyse der *Inocybe aeruginascens* aus Ungarn (1989) (% Trockenmasse)			
Probe	Psilocybin	Baeocystin	Aeruginascin
1	0,34	0,20	0,28
2	0,28	0,31	0,33
3	0,41	0,32	0,28
4	0,18	0,22	0,20
5	0,22	0,24	0,18
6	0,28	0,33	0,26
7	0,33	0,41	0,15
8	0,40	0,25	0,30
9	0,29	0,31	0,22
10	0,32	0,25	0,21

Tabelle 27: Alkaloide in Sklerotien der *Psilocybe mexicana* von feuchten Reiskörnern, 60 Tage nach der Beimpfung (% Trockenmasse)				
Probe	(g)	Psilocybin	Baeocystin	Psilocin
1	0,341	0,65	0,02	-
2	0,712	0,42	0,01	0,21
3	0,910	0,36	0,02	0,23
4	1.542	0,33	0,01	0,33
5	2,678	0,33	0,01	0,33
6	3.524	0,28	0,02	0,30
7	3.921	0,18	0,02	0,39

Tabelle 28: Variation der Psilocybin- und Psilocinmengen in *Psilocybe cubensis* als eine Funktion der Fruktifikationswelle, Kultivierung mit (a) und ohne (b) Zusatz von Tryptamin (% Trockenmasse)				
Pilzwelle	Psilocin		Psilocybin	
	a	b	a	b
1	2,11	-	0,01	0,55
2	2.32	0,01	0,02	0,48
3	2,85	0,02	0,20	0,51
4	3,10	0,09	0,07	0,46
5	2,93	0,15	0,13	0,61

Literatur

1 J. Gartz. Magic mushrooms around the world. A scientific journey across cultures and time. Arnshaugk Neustadt (Orla), Germany (2014).

2 P. Stamets. Psilocybin mushrooms of the world. An identification guide. Ten Speed Press (1996).

3 G. Guzman. The genus *Psilocybe.* J. Cramer, Vaduz (1983).

4 P. Stamets & J. S. Chilton. The mushroom cultivator. Agarikon Press, Seattle, U.S.A. (1983).

5 A. Hofmann, A. Frey, H. Ott, T. Petrzilka & F. Troxley. Konstitutionsaufklärung und Synthese von Psilocybin. Experientia 14, 397–399.

6 A. Hofmann, R. Heim, A. Brack, H. Kobel, A. Frey, H. Ott, Th. Petrzilka & F. Troxler. Psilocybin und Psilocin, zwei psychotrope Wirkstoffe aus mexikanischen Zauberpilzen. Helv. Chim. Acta 42, 1557–1572 (1959).

7 S. M. Bocks. The metabolism of psilocin and psilocybin by fungal enzymes. Biochemistry Journal 106, 12–13 (1968).

8 J. Gartz. Zur Extraktion und Chromatographie des blauen Farbstoffes einer *Psilocybe*-Art. Die Pharmazie 40, 274–275 (1985).

9 J. Gartz. Further investigations on psychoactive mushrooms of the genus *Psilocybe, Gymnopilus* and *Conocybe.* Annali Musei civ. Rovereto (Italy), Sez.sc.nat. 7, 265–274 (1991):

10 J. Gartz. Analyse der Indolderivate in Fruchtkörpern und Myzelien von *Panaeolus subbalteatus* (Berk.&Br.) Sacc. Biochem. Physiol. Pflanzen 184, 171–178 (1989).

11 J. Gartz. Ethnopharmakologie und Entdeckungsgeschichte der halluzinogenen Wirkstoffe von europäischen Pilzen der Gattung *Psilocybe.* Zeitschrift für Ärztliche Fortbildung 80, 803–805 (1986).

12 J. Gartz. New aspects of the occurrence, chemistry and cultivation of European hallucinogenic mushrooms. Annali Musei civ. Rovereto (Italy), sez.sc.nat. 8, 107–124 (1992/1993).

13 G. Guzman, J. W. Allen & J. Gartz. A world wide geographical distribution of the neurotropic fungi, an analysis and discussion. Annali Musei civ. Rovereto (Italy) civ. Rovereto (Italy); sez. sc.nat. 14, 189–280 (2000).

14 D. B. Repke & D. T. Leslie. Baeocystin in *Psilocybe semilanceata.* J. Pharm. Sci. 66, 113–114. (1977).

15 D. B. Repke & D. T. Leslie & G. Guzman. Baeocystin in *Psilocybe Conocybe* and *Panaeolus.* Lloydia 40, 566–578 (1977).

16 J. Gartz. Zur Isolierung des Baeocystins aus den Fruchtkörpern einer Psilocybeart. Die Pharmazie 40, 274 (1985).

17 R. Brenneisen S. Borner, N. Peter-Oesch & L. P. Schlunegger. Synthesis of baeocystin, a natural psilocybin analogue. Arch. Pharm. 321, 487–489 (1988).

18 J. Gartz. Zur Untersuchung von *Psilocybe semilanceata* (Fr.) Kumm. Die Pharmazie 40, 506 (1985).

19 J. Gartz. Quantitative Bestimmung der Indolderivate von *Psilocybe semilanceata* (Fr.) Kumm. Biochem. Physiol. Pflanzen 181, 117–124 (1986).

20. J. Jokiranta, S. Mustula, E. Ohenoja & M. Airaksinen. Psilocybin in Finnish *Psilocybe semilanceata.* Planta Medica 50, 277–278 (1984).

21 J. W. Allen & J. Gartz. Teonanacatl: A. Bibliography of Entheogenic Fungi (2400 references). CD-ROM (ISBN 1-5821-4399-4 (2001).

22 J. Gartz, J. W. Allen & M. D. Merlin. Ethnomycology, biochemistry and cultivation of *Psilocybe samuiensis* Guzman, Bandala and Allen, a new psychoactive fungus from Koh Samui, Thailand. Journal of Ethnopharmacology 43, 73–80 (1994).

23 J. Gartz, D. A. Reid, M. T. Smith & A. Eicker. *Psilocybe natalensis* sp.nov. – the first indigenous blueing member of the Agaricales of South Africa. Integration (Knetzgau, Germany) 6, 29–31 (1995).

24 J. Gartz. Cultivation and analyses of *Psilocybe* species and an investigation of *Galerina steglichii.* Annali Musei civ. Rovereto (Italy), sez.sc. N.

25 S. Sebek. Böhmischer Kahlkopf. *Psilocybe bohemica.* Ceska Mykologie 37, 177–181 (1980).

26 G. J. Krieglsteiner. Studien zum *Psilocybe cyanescens*-Komplex in Europa. Beiträge zur Kenntnis der Pilze Mitteleuropas 1, 61–94 (1984).

27 J. Gartz & G. K. Müller. Analysis and cultivation of fruiting bodies and mycelia of *Psilocybe bohemica.* Biochem. Physiol. Pflanzen 184, 337–341 (1989).

28 M. Wurst, R. Kysilka & T. Koza. Analysis and isolation of indole alkaloids of fungi by high- performance liquid chromatography. J. of Chromatography 593, 201–208 (1992).

29 J. Gartz. Extraction and analysis of indole derivatives from fungal biomass. Journal of Basic Microbiology 34, 17–22 (1994).

30 R. W. G. Dennis & E. M. Wakefield. New or interesting British fungi. Trans. Brit. Mycol. Soc. 24, 141–166 (1946).

31 R. G. Benedict, L. R. Brady, A. H. Smith & V. E. Tyler. Occurrence of psilocybin and psilocin in certain *Conocybe* and *Psilocybe* species. Lloydia 25, 156–159 (1962).

32 M. W. Beug & J. Bigwood. Psilocybin and psilocin levels in twenty species from seven genera of wild mushrooms in the Pacific Northwest, U.S.A. J. Ethnopharm. 5, 271–285 (1982).

33 D. Tjallingii-Beukers. Een blauwwordernde Psilocybe (*Psilocybe cyanescens* WAKEFIELD 1986). Coolia 19, 38–43 (1976).

34 G. K. Müller & J. Gartz. *Psilocybe cyanescens* – eine weitere halluzinogene Kahlkopfart in der DDR. Mykologisches Mitteilungsblatt (Germany) 29, 37–35 (1986).

35 J. Gartz. Anmerkungen zu den blauenden *Psilocybe*-Arten von Holzresten in Europa. Südwestdeutsche Pilzrundschau 50 (1), 31–39 (2014).

36 J. Gartz. Verwechslung von *Psilocybe cyanescens* mit Speisepilzen. Der Tintling (Germany) 5 (1), 21–23 (2001).

37 J. Gartz. Observations on the *Psilocybe cyanescens*-complex of Europe and North America. Annali Musei civ. Rovereto (Italy) sez.: Arch.st., sc.nat. 12, 209–218 (1996/1998).

38 P. Stamets & J. Gartz. A new caerulescent *Psilocybe* from the Pacific coast of Northwestern America. Integration (Knetzgau, Germany) 6, 21–27 (1995).

39 P. Stamets & J. Gartz. A new caerulescent *Psilocybe* from the Pacific Coast of Northwestern North America. Myco taxon 11, 476–484 (1995).

40 A. Gminder. *Psilocybe azurescens* Stamets & Gartz – erste Freilandfunde in Europa. Südwestdeutsche Pilzrundschau 37, 31–36 (2001).

41 J. Gartz. Bildung und Verteilung der Indolalkaloide in Fruchtkörpern, Mycelien und Sklerotien von *Psilocybe cubensis.* Beiträge zur Kenntnis der Pilze Mitteleuropas 5, 167–174 (1989).

42 J. Gartz & G. Wiedemann. Discovery of a new caerulescent Psilocybe mushroom in Germany: *Psilocybe germanica* sp.nov. Drug Test Analysis 7, 853-857 (2015).

43 S. G. Saupe. Occurrence of psilocybin and psilocin in *Pluteus salicinus* (Pluteaceae). Mycologia 73, 781-784 (1981).

44 J. Gartz. Vorkommen von Psilocybin und Baeocystin in Fruchtkörpern von *Pluteus salicinus.* Planta Medica 53, 290-291 (1987).

45 T. Stijve & J. Bonnard. Psilocybine et uree dans le genre Pluteus. Mycologia Helvetica 2, 123-129 (1986).

46 J. Gartz. Occurrence of psilocybin, psilocin and baeocystin in *Gymnopilus purpuratus.* Persoonia 14, 19-22 (1989).

47 M. Babos. Eine neue *Inocybe*-Art in Ungarn. Inocybe aeuginascens n.sp. Fragmenta Botanica 6, 19-22 (1968).

48 G. Bohus & M. Babos. Fungorum rariorum icones coloratae Par. 8. J. Cramer (Liechtenstein) (1977).

49 R. Kaspar. *Inocybe aeruginascens* Babos bei Berlin Köpenick – Erstfund für die DDR. Mykologisches Mitteilungsblatt 21, 99 (1977).

50 G. Drewitz. Eine halluzinogene Risspilzart, Grünlich verfärbender Risspilz (*Inocybe aeruginascens*). Mykologisches Mitteilungsblatt 26, 11-17 (1983).

51. J. Gartz. Vergleichende dünnschichtchromatographische Untersuchungen zweier *Psilocybe*- und einer halluzinogenen *Inocybe*-Art. Die Pharmazie 40, 134 (1985).

52. J. Gartz & G. Drewitz. Der erste Nachweis des Vorkommens von Psilocybin in Risspilzen. Zeitschrift für Mykologie 51, 199-203 (1985).

53. J. Gartz & G. Drewitz. Der Grünlich verfärbende Risspilz – eine Inocybeart mit halluzinogener Wirkung. Zeitschrift für Ärztliche Fortbildung 80, 551–553 (1986).

54. J. Gartz. Untersuchungen zum Vorkommen des Muscarins in *Inocybe aeruginascens* Babos. Zeitschrift für Mykologie 52, 359–361 (1986).

55. J. Gartz. Variation der Alkaloidmengen in Fruchtkörpern von *Inocybe aeruginascens.* Planta medica 53, 539–541 (1987).

56. M. Semerdzieva, M. Wurst, T. Koza & J. Gartz. Psilocybin in Fruchtkörpern von *Inocybe aeruginascens.* Planta Medica 47, 83–85 (1986).

57. J. Gartz. Analysis of aeruginascin in fruiting bodies of the mushroom *Inocybe aeruginascens.* International Journal of Crude Drug Research 27, 141-144 (1989).

58. N. Jensen, J. Gartz & H. Laatsch. Aeruginascin, a trimethylammonium analogue of psilocybin from the hallucinogenic mushroom *Inocybe aeruginascens.* Planta Medica 72, 665-666 (2006).

59. J. Gartz. Psilocybin in Mycelkulturen von I*nocybe aeruginascens.* Biochem. Physiol. Pflanzen 181, 511-517 (1986).

60. P. Kosenka, S. L. Sprague, M. Ryber, J. Gartz, A. L. May, S. R. Campagna & P. B. Matheny: Evolution of the toxins muscarine and psilocybin in a family of mushroom-forming fungi. PLOS ONE, 8 (5) e 64646 Doi: 10, 1371 (www.plosone.org) (2013).

61. J. Gartz, S. Adam & H.-M. Vorbrodt. Growth-promoting effect of a brassinosteroid in mycelia cultures of the fungus *Psilocybe cubensis.* Naturwissenschaften 77, 388–389 (1990).

62 J. Gartz. Einfluss von Phosphat auf Fruktifikation und Sekundärmetabolismen der Myzelien von *Psilocybe cubensis, Psilocybe semilanceata* und *Gymnopilus purpuratus.* Zeitschrift für Mykologie 57, 149–153 (1991).

63 J. Gartz. Variation der Indolalkaloide von *Psilocybe cubensis* durch unterschiedliche Kultivierungsbedingungen. Beiträge zur Kenntnis der Pilze Mitteleuropas 3, 275–281 (1987).

64 J. Gartz & G. K. Müller. Versuche zur Kultur von *Gymnopilus purpuratus,* Purpurflämmling. Mykologisches Mitteilungsblatt (Germany) 33, 29–30 (1990).

65 J. Gartz. Biotransformation of tryptamine in fruiting mycelia of *Psilocybe cubensis.* Planta Medica 55, 249–250 (1989).

66 J. Gartz. Biotransformation of tryptamine derivatives in mycelial cultures of *Psilocybe.* J. Basic Microbiology 29, 347–352 (1989).

67 J. Fricke, F. Blei & D. Hoffmeister. Enzymatic synthesis of psilocybin. Angewandte Chemie, Int. Ed. 10.1002/anie 201705489 (2017).

68 J. Borovicka, M. E. Nordeloos, M. Gryndler & M. Obernik. Molecular phylogeny of *Psilocybe cyanescens* complex in Europe. With references to the position of the cecotioid Weraroa novae zelandiae. Mycological Progress 10, 149–155 (2011).

69 J. Gartz. Psychedelika – historisch betrachtet. Arnshaugk Verlag, Neustadt (Orla) (2014).

70 A. Frood. Cluster busters. Nature Medicine 13 (1), 10–11 (2007).

71 R. R. Griffiths, W. A. Richards, U. Mc Cann & R. Jesse. Psilocybin can occasion mycelial-type experiences having substantial and sustained personal meaning and spiritual significance. Psychopharmacology 187, 268–283 (2006).

72 K. R. Hanes. Serotonin, psilocybin and body dysmorphic disorder: a case report. J. Clin. Psychopharmacology 16, 188–189 (1996).

73 F. A. Moreno, C. B. Wiegand, E. K. Taitano & P. L. Delgado. Safety, tolerability and efficacy of psilocybin in 9 patients with obsessive-compulsive disorder. J. Clin. Psychiatry 67, 1735–1740 (2006).

74. T. Passie. Psycholytic and psychedelic therapy research 1931–1995. A complete international Bibliography. Laurentius Publisher, Hannover, Germany (1997).

75. R. A. Sevell, J. H. Halpern & H. G. Pope. Response of cluster headache to psilocybin and LSD. Neurology 66, 1920–1922 (2006).

76. J. Fadiman. The psychedelic explorer's guide. Park Street Press Rochester, Vermont, Toronto, U.S.A., Canada (2011).

77. S. James. Exploring the world of the Celts. Thames and Hudson, Ltd. (London) (1993).

78. S. James, Das Zeitalter der Kelten. Die Welt eines geheimnisvollen Volkes. Weltbild (Augsburg)(1998); S. 103.

79. B. Cunliffe, Kult der Kelten. Reader's Digest. Das Beste. (Stuttgart, Zürich, Wien) (2002); S: 102–103.

80. K. Bittel, W. Kimmig & S. Schiek (Hrsg.), Die Kelten in Baden-Württemberg. K. Theiss (Stuttgart) (1981); S. 200–201.

81. S. Rieckhoff & J. Biel. Die Kelten in Deutschland. K. Theiss (Stuttgart) (2001); S. 256, Tafel 31

Bildnachweis

S. 2, 4, 18, 19: Georg Wiedemann

S. 3: Albert Hofmann

S. 20: Paul Stamets

S. 23, 26, 34, 39, 42 46: Mushroom Observer

S. 27: John W. Allen

S. 29: Gerhard Drewitz

S. 53: theshroomeryorg

Alle anderen Bilder: Archiv J. Gartz

Der Autor

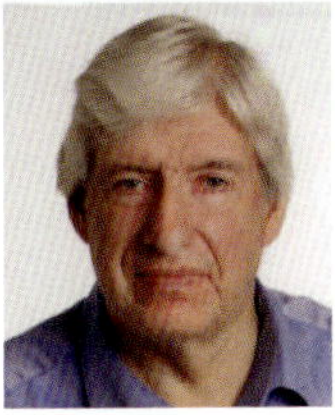

Dr. habil. Jochen Gartz studierte ab 1972 Chemie in Merseburg, wo er 1980 mit der Dissertation über das Thema Peroxide abschloss. Er arbeitete danach in der industriellen Pharmaforschung über die Synthese und Analyse von Arzneistoffen und untersuchte in dieser Zeit auch Puder und Salben auf der Basis von Peroxiden. Seit vielen Jahren erforscht er Inhaltsstoffe höherer Pilze mit dem Ziel, neue pharmazeutische Wirkstoffe zu erschließen. Die Resultate seiner Forschungen sind in etwa 150 Fachpublikationen niedergelegt. Er tritt regelmäßig auf Tagungen und Kongressen mit Vorträgen zu psychedelischen Pilzen auf.

www.jochengartz.de